응급의료서비스체계와 기본심폐소생술 교육

Emergency Medical Service System & Basic Cardiopulmonary Resuscitation Education

엄태환 저

도서출판 대학서림

Emergency Medical Service System & Basic Cardiopulmonary Resuscitation Education

Tai-Hwan Uhm

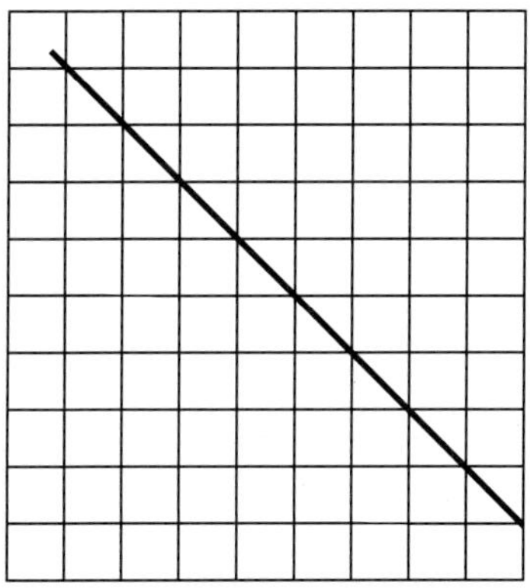

Emergency Medicine is
Emergency Medical Service System

Doing is Power

머리말

오랫동안 시민을 대상으로 기본심폐소생술 교육을 하면서 많은 보람을 느껴왔으나 마음을 맴돌던 두 가지 의문이 있었다. 기본심폐소생술 교육에서 시행률을 높이는 방법은 무엇일까? 기본심폐소생술 교육을 더욱 활성화하는 방법은 무엇일까?

첫 번째 의문에 대한 답은 최근의 연구로 어느 정도 정리되었다. 제공 의지는 장애 요인이 적거나 없는 상태이므로 태도교육으로 장애 요인을 줄여 시행률을 높일 수 있다. 두 번째 의문에 대한 답은 기본심폐소생술 연구에 근거하여 양성한 많은 강사를 통해 교육하는 것이다. 기본심폐소생술 교육을 활성화하면서 생존퇴원율이 개선되고 있으나 이를 통해 더욱 개선되리라 믿는다.

그리고 저자가 오랫동안 자료를 모으고 연구한 성과를 바탕으로 우리나라 응급의료서비스체계를 정리했다. 연구를 통해 교육으로 봉사하는 선순환 구조를 작게나마 만들었다고 자부한다. 새로운 흐름을 만든 아름다운 책으로 자리 잡기 바란다.

마지막으로 대학서림 윤진영 회장님의 배려로 출간이 가능했던 점에 대해 감사드린다. 그리고 많은 도움을 주신 여러분께는 글로나마 고마움을 남긴다.

2021년 1월 29일
저자 씀

차 례

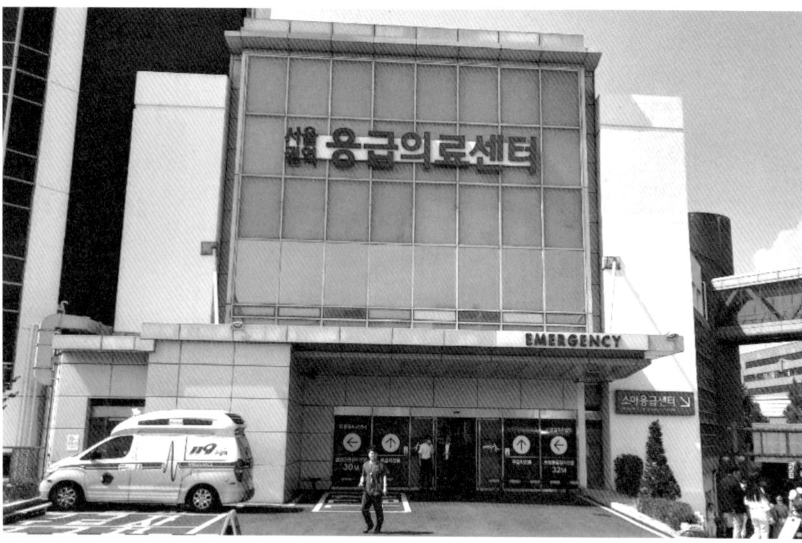
서울권역 응급의료센터
EMERGENCY
소아응급센터

I 응급의료서비스체계

응급의료서비스체계(EMSS, emergency medical service system)는 일반인 참여(교육)·예방·훈련·분류·병원전 처치·이송·병원 처치·재활·평가·의료지도·통신 등의 요소로 구성된다. 각 요소는 유기적으로 통합되어 응급환자에게 필요한 처치를 적시에 제공하기 위한 기능을 한다. 응급의료서비스체계는 응급환자의 사회복귀를 위한 유 무형·의료 비의료 자원의 짜임(systematization)이다.

응급의료서비스체계의 자원을 효율적으로 관리하기 위해서는 체계상태관리(system status management)가 필요하며 체계의 문제들을 객관적으로 확인하는 질점검(QA, quality assurance)과 체계의 수행능력을 높이는 질개선(QI, quality improvement)을 수치와 지표를 통해 질관리(QM, quality management)해야 한다. 이를 위해서는 체계를 설명하는 연구가 아닌 개선하기 위한 연구로써 효율적인 체계설계(system design)에 도움을 줘야 한다.

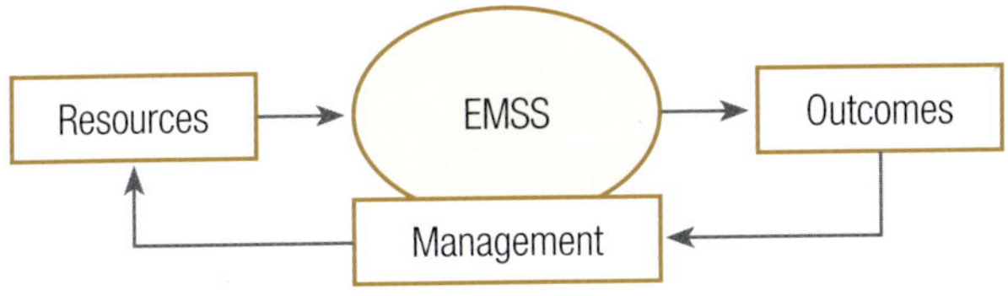

Figure 1. EMSS and management

1. 역사

병원전 처치(prehospital care)는 사냥을 하고 전쟁을 일으킨 이래로 존재했다. 초기의 사냥꾼과 전사들은 다친 동료를 위해 처치를 직접 제공했다. 지혈·골절고정·영양제공 등 방법은 매우 단순했으나 현장 처치의 필요성을 인식하고 있었다. 선사인의 생각은 오늘날 응급의료서비스에도 적용되어 병원전 응급처치로 이어지고 있다.

바빌로니아 함무라비 법전(Babylonian Code of Hammurabi)에는 부상자 처치를 위한 행동지침이 자세히 기술되어 있으며 아시리아 제국은 전장의 부상병 처치를 위해 전문 군의관을 두고 의무대를 운영했다. 에드윈 스미스 파피루스(Edwin Smith papyrus)에는 환자분류(triage)와 행동지침(protocol)이 생생히 서술되어 있다. 구약성경에는 엘리샤가 죽은 아이 입에 숨을 불어넣어 소생시킨 내용이 있으며 선한 사마리아인의 예는 다친 여행자에게 처치를 제공할 뿐만 아니라 비슷한 상황에서 사람들이 해야 할 일을 가르치고 있다. 고대 그리스와 로마에는 전장의 부상자를 병원으로 이송할 전차를 갖추고 있었다.

(1) 태동기

병원전 응급의료체계의 시작은 나폴레옹의 의무참모인 장 도미니끄 래리(Jean Dominique Larry)의 노력에서 비롯된다. 래리는 전장의 부상자를 처치하고 이송할 수 있는 마차를 포함한 병원전 체계를 발전시켰다. 1797년에 래리는 부상자를 현장에서 구조하기 위해 2륜 혹은 4륜 마차로 구성된 신속한 구급대(Ambulance Volante)를 창설했다. 그는 전장에서 구호소(aid station)까지의 초기 이송과 그 후 전방 병원으로의 이송 체계가 포함된 군대 외과의 새로운 개념을 도입했다. 래리가 기동성이 뛰어난 경포병대의 혁신을 모방한 것처럼 현재 의사들은 전투용 헬리콥터를 이송용으로 활용하고 있다. 래리는 나폴레옹이 엄격한 형법을 제정해 사회부패를 예방하려 했듯이 괴사를 막기 위해 사지의 초기 절단과 같은 상세한 치료지침을 고안했다.

1861-65년의 미국 남북전쟁은 병원전 체계를 조직화하는 전기를 마련했다. 나폴레옹과 크리미아 전쟁의 교훈으로부터 조세프 번즈와 조나단 레터맨(Joseph Barnes&Jonathan Letterman)은 군의관들을 조직해서 광범한 병원전 치료체계를 확립했다. 군대에서 처치를 제공하기 위해 위생병을 양성했고 열차 이용을 포함하는 발전된 부상병 이송체계를 만들었다. 하지만 당시 의료시설은 매우 열악해서 부상보다는 극심한 통증·이질·영양 결핍·감염 등 이차적 원인으로 사망하는 경우가 많았다.

19세기 전반에는 시민을 위해 조직된 병원전 처치체계가 존재하지 않았으나 후반에는 남북전쟁의 의학적 경험을 바탕으로 영국 런던과 미국 신시내티, 뉴욕에서 구급차 서비스가 시작되었다. 이 서비스는 공장·가정·거리에서 발생한 환자를 위한 병원전 처치체계였기 때문에 완비된 응급의료서비스의 필요성이 대두되었다. 말·화재·도시 생활에 기인한 각종 외상환자는 무관심한 채로 두거나 느리고 고통스런 방식으로 이송되어 여전히 많은 후유증과 죽음을 초래했다.

1869년 뉴욕시의 위생 담당관인 에드워드 달톤(Edward Dalton)은 구급차 프로그램을 확립했다. 군의관이었던 달톤은 한층 개량된 신속성·안락성·기동성을 갖춘 도시 구급대의 발전에 공헌했다. 이 구급차에는 항생제·마취제·브랜디·모르핀 등 비상약뿐만 아니라 부목·붕대·구속복·위세척기 등이 있었다.

19세기 말경에는 수련의가 구급차에 동승해 현장이나 가정에서 처치를 제공하는 새로운 개념이 도입되었으나 구급차 운전자는 의학적 훈련을 전혀 받지 않은 상태였다. 도시 구급차 서비스는 과학 기술의 진보에 힘입어 계속 발전했다. 자동차가 구급차로 이용되었고 전신·전화를 이용한 출동요청과 대응이 각 병원에 의해 점차 채택되었다.

1차 세계 대전 중 대퇴골절 환자에 대한 견인부목의 적용은 단순 대퇴골절 환자의 사망률을 60% 대에서 20% 대로 급격히 낮추었다. 1차 세계 대전 후 구급차는 무선통신이 가능하게 되었다. 1920년대 미국 버지니아주에서 자원봉사자로 구성된 최초의 구급대가 탄생했다. 1930년대 미국 과학자 로버트 코니시(Robert Cornish)는 일련의 소생실험을 진행하여 일부 성과를 거두었고 현대 소생술의 기초를 닦았다.

(2) 이행기

1941년 미국이 2차 세계 대전에 참전한 후로 의사에 대한 군의 수요는 구급차에 동승해 활약하던 수련의들을 전장으로 끌어내 병원전 처치체계에 많은 변화를 가져왔다. 이를 계기로 미국의 의사들은 구급차 탑승 임무로 돌아오지 못했다. 전후의 구급차는 사실상 빈약한 장비를 갖춘 트럭 혹은 영구차에 불과해 현장에서 최소한의 처치만을 제공하는 훈련되지 않은 운전기사에 의해 운용되었다. 구급차의 절반은 시신 안치소 근무자가 운행했는데 이들은 기본적인 응급처치 방법조차 훈련받지 않았다. 구급차의 기능은 환자를 병원으로 옮기는 것이 전부였다.

제2차 세계 대전, 한국전을 통해 군인들은 초보적이나마 현장 처치를 받을 수 있는 군 응급의료서비스체계가 있어 많은 목숨을 구할 수 있었으나 시민들은 훈련된 의료인·행동지침·신속한 이송·통신체계 등을 갖춘 응급의료서비스를 받지 못하고 있었다.

1950–60년대 미국에서는 지리적 특성에 따른 두 가지 구급 서비스가 전개되었다. 도시의 각 병원에 속한 구급차들은 시립병원이나 소방서에 의해 행정적으로 재편되어 통제받는 집중화된 프로그램으로 통합되었다. 농촌 지역의 장의차는 지역 소방서나 새롭게 조직된 구급대에 의해 대체되기 시작했다. 한편 일부 지역에서 사설 구급차 운영자들은 이송서비스

를 계속 제공하고 있었고 지방정부와 병원전 응급처치 제공 및 이송 계약을 맺기도 했다. 대부분의 농촌 지역에서는 처치제공자 간에 최소한의 협력만이 존재했고 의료시설 사이의 서비스 통합은 거의 없었다.

(3) 정립기

1960년 영국의 윌리엄 코벤호벤(William Kouwenhoven)이 성공적으로 보고한 심폐소생술은 병원전 상황에서 심정지의 의학적 처치 기준으로 급속히 채택되었다. 비로소 일반인 기본심폐소생술을 위한 과학적 기초가 마련되었다.

1966년 북아일랜드의 프랭크 팬트리지와 존 제드(Frank Pantridge&John Geddes)는 벨패스트(Belfast)에서 병원전 소생술을 위한 이동 관상동맥처치(CCU, coronary care unit) 구급차의 활용을 보고했다. 병원 집중치료실(ICU, intensive care unit)에서 심근경색 환자처치를 위한 이 행동지침은 현장에 빠르게 채택되어 큰 성공을 거뒀다. 이러한 성과는 병원전 전문심장소생술(ACLS, advanced cardiac life support)로 이어졌고 일반인 자동제세동기(AED, automatic external defibrillator) 사용을 위한 공공장소 비치(PAD, public access defibrillation)까지 이어지는 계기가 되었다.

1966년 미국 과학학술원-연구위원회는(National Academy of Sciences-National Research Council) 병원전 의료체계의 발전을 위한 긴급한 요구, 결정적 요소 등의 필요성을 의회에 제출한 「사고사와 장애: 현대 사회의 방치된 질병(Accidental Death and Disability: The Neglected Disease of Modern Society)」이라는 보고서를 통해 주장한다. 이 연구를 전환점으로 「도로교통안전법(National Highway Safety Act)」이 통과되었고 응급의료서비스체계 발전을 위한 기금이 본격 조성되었다.

1966년 전까지 구급차 서비스에 적용할 만한 마땅한 법률이 없었고 처치제공자들은 상대적으로 제한된 정규 훈련을 받았으며 모든 수준의 처치에 있어 의사의 개입은 아주 적었다. 이러한 문제 인식을 바탕으로 1960년대 후반부터 국가적 차원에서 응급의료서비스체계를 정비하고 지속적인 대규모 투자를 하여 응급환자의 생존과 치료에 성과를 거두었다.

1995년 이후 미국에서 일반인 제세동(PAD) 프로그램이 적용되어 심정지 후 5분 이내의 제세동을 가능하게 했고 공공장소에서의 심실세동 심정지 환자의 소생률(ROSC, return of spontaneous circulation)을 47–74%로 높였다. 제세동이 지연되면 최초반응자 제세동으로 생존율이 높아지지 않았으나 훈련·연습·장비관리를 하고 응급의료체계와 연계된 제세동 프로그램에서는 병원전 생존율을 두 배까지 개선했다. 병원전 심정지(OHCA, out-of-hospital cardiac arrest)는 가정과 사적 장소에서 80%가 발생하고 있다. 이에 따라 심정지 위험환자 가정에 자동제세동기(AED)를 비치하여 생존율을 개선하기도 했으나 개선하지 못한 결과도 있었다.

2. 우리나라

병원전 응급의료서비스체계의 정립을 위해서는 일반인 기본소생술(BLS, basic life support)의 활성화, 병원전 전문소생술(ALS, advanced life support)의 적용, 관련 제도의 정비, 체계에 대한 적절한 투자, 서비스의 효율화에 대한 노력을 더욱 기울여야 한다.

(1) 부족한 성과

우리나라 응급의료서비스체계는 1979년 대한의학협회에서 응급환자 진료거부로 인한 사고를 막기 위해 개설한 야간구급환자 신고센터가 효시이다. 서울 지역의 당직병원을 지정하고 병원 구급차를 이용해서 응급 이송을 했으나 성과는 적었다. 1982년 서울 소방본부는 공공개념의 이송 체계인 119소방구급센터를 운영하기 시작했다. 이후 법규 보완과 구급대 편성 및 구급차 추가 배치로 발전을 이뤘으나 단순 환자이송에 그쳤다.

1989년 보건의료정책 연구소에서 응급의료서비스체계의 구축에 관한 조사 연구를 하여 응급의료서비스체계의 본격적인 구축이 시작되었다. 1991년에 전국적인 응급의료 통신망을 구성하고 응급환자 안내와 정보 제공을 하는 129응급환자정보센터를 열었고 전국적으로 응급진료센터, 응급지정병원을 지정해 체계를 갖추기 시작했다.

계속되는 대형재난에 기존의 응급의료서비스체계가 효과적인 대응을 하지 못하자 정부는 적기에 적정수준의 응급의료를 제공하는데 필요한 사항을 규정함으로써 응급환자의 생명과 건강을 보호하고 국민의료의 적정을 위해 「응급의료에 관한 법률」을 1994년 제정하고 1995년 시행규칙을 공표했다. 그리고 응급의료서비스체계 발전을 위한 기금이 조성되었다.

이 법에서 응급환자는 질병·분만·각종 사고 및 재해로 인한 외상이나 기타 위급상태에서 즉시 필요한 응급처치를 받지 않으면 생명을 보존할 수 없거나 심신상의 중대한 위해가 초래될 것으로 판단되는 환자, 응급처치는 응급환자에게 행해지는 기도의 확보, 심박의 회복, 기타 생명의 위험이나 증상의 현저한 악화를 방지하기 위해 긴급히 필요로 하는 처치, 응급의료는 응급환자의 발생부터 생명의 위험을 회복하는 과정에서의 상담·구조·이송 및 진료라고 정의한다.

일반인 참여와 관련해서 응급상황에서의 응급처치 요령, 응급의료기관등의 안내 등 기본적인 대응방법에 대한 알 권리를 명시했고 국가와 지방자치단체는 구조 및 응급처치에 관한 교육을 하도록 강조하고 있어 병원전 심정지(OHCA) 생존율(survival rate)에서 성과를 거두고 있다. 2015년 구급대원 대상 스마트 의료지도 시범사업 결과에서는 생존퇴원율 8.5 %, 신경학적으로 양호한 상태(CPC, cerebral performance category=1, 2) 6.0 %로 개선되었다. 하지만 이것은 일반인에 의한 심폐소생술(71.3 %)과 함께 스마트 의료지도 정보체계를 통한 직접의료지도에 따른 전문기도 확보(95.7 %), 정맥로 확보(74.9 %)에 의한 것으로 저조한 일반인 심폐소생술의 시행, 구급대의 통상적인 구급활동 등의 현실과는 차이가 있다. 2018년 11월 22일에 발표한 질병관리본부와 소방청의 보도자료에 따르면 2017년 급성심정지 생존퇴원율은 8.7 %, 뇌기능 회복률(CPC=1, 2)은 5.1 %로 나타났다.

2007년 이후 일반인 자동제세동기(AED) 사용을 위한 공공장소 비치(PAD)를 이 법에 따라 지원하고 있으나 일반인에 의한 제세동 실시에서 성과를 보이지 않고 있다. 보건복지부의 「공공장소 및 다중이용시설의 자동제세동기 설치 및 관리지침」을 관할 보건소에서 엄격히 적용하여 일반인 제세동 시행률을 높여야 한다.

Table 1. Installed location of automatic external defibrillator

Location	AED(%)
Public facility	11,602(28.3)
Apartment over 500 houses	10,665(26.1)
Ship	5,050(12.3)
Public health & Medical institution	4,099(10.0)
Ambulance	2,094(5.1)
Apartment under 500 houses	1,374(3.4)
Commercial facility	1,136(2.8)
Hotel & Leisure facility	1,040(2.5)
Transportation facility	719(1.8)
Train	496(1.2)
Health-related facility	461(1.1)
Airport & Airplane	268(0.7)
Others	1,924(4.7)
Overall	40,928

Study on automatic external defibrillators deployed at general supermarkets, 2019.

(2) 괴리된 업무범위와 명칭

응급구조사 직무기술서에는 응급구조사를 응급상황에 놓인 사람을 대상으로 생명유지와 부상악화 방지를 위해 응급처치를 수행하는 전문직업인으로 정의하고 설문조사를 통해 53개의 일(task)을 제시했으며 응급구조학과 교육내용은 전문응급처치학 총론, 전문응급처치학 각론, 응급환자 관리 등 응급처치학 전체 분야를 포함하고 있어 미국 파라메딕 교과표준(Paramedic Education Standard)과 견줄 수 있다.

하지만 병원전 1급응급구조사의 응급처치는 매우 적고 병원 1급응급구조사의 업무는 법적 범위를 벗어나는 경우가 많다. 구급대 응급처치는 매우 빈약했으며 통신내용은 환자이송 연락이 72.8%로 가장 많았고 최근에 개선되고 있지만 2007년도 의료지도실적에 따르면 위촉의사 1,098명에 의료지도 82,852건으로 미미한 실정이었다. 1급응급구조사와 응급처치 빈도 사이에 통계적으로 유의한 관계도 없었다. 구급출동 시에 직접의료지도는 3.1%로 극히 적었고 처치적절율은 0.0~3.2%에 불과했다. 예방 가능한 사망환자가 많았을 것으로 추정된다.

1994년 「응급의료에 관한 법률」을 제정하면서 1급응급구조사(1級應急救助士)와 2급응급구조사라는 명칭이 공식적으로 등장했으나 구조사로도 불리고 있어 구조전문가로 인식되기도 한다. 1급응급구조사를 직역하면 emergency rescuer level I으로 구조활동에 편향된 명칭이므로 역할과 맞지 않아 고쳐야 한다. 1급응급구조사 업무범위는 법과 직무분석, 법과 교육내용이 다르고 병원전과 병원이 달라서 법과 현장 사이에 괴리가 크다. 1급응급구조사로 하여금 의사-환자 사이의 매개역할을 원활히 형성하도록 지원해 주는 의료지도체계를 빨리 확립하여 의료서비스의 질을 높이고 효율성을 기해야 한다. 1급응급구조사가 지도의사의 교육·훈련·지침·근무규정 등에 의해 업무를 수행하게 하고 처치 활동은 질관리를 하면 처치의 안정성을 높일 수 있다.

2011년 「119구조·구급에 관한 법률」이 제정되어 119구급대의 효율적 운영에 관하여 필요한 사항을 소방청에서 규정할 수 있는 근거가 마련되어 병원과 병원전 1급응급구조사의 응급처치 환경을 반영한 업무범위로의 변화를 모색할 수 있게 되었다. 그리고 2019년 「응급의료에 관한 법률」이 개정되어 5년마다 응급구조사 업무범위의 적절성에 대한 조사를 실시하고 중앙응급의료위원회의 심의를 거쳐 응급구조사 업무범위 조정을 위해 필요한 조치를 할 수 있게 되었다.

(3) 미성숙한 응급구조학

응급구조학(study of emergency medical services)의 연구영역은 응급환자를 위한 상담·구조·이송·응급처치 및 진료 등의 분야이고 연구수단은 과학적이어야 한다. 연구결과는 효율적인 응급의료서비스체계(EMSS)의 확립에 활용되어 응급환자의 사망과 불구를 낮추고 고통을 줄이는데 기여해야 한다. 현장의 처치활동은 시공간에 의해 제한받을 수밖에 없으나 연구는 간접적이기는 하지만 영향력은 크다. 현장의 자료가 연구로 이어져야 하고 연구 성과는 현장 활동에 적용되어야 하므로 양자가 상호 영향을 주고받으며 발전해야 한다.

생명이 만든 최고의 발명품은 죽음이듯이 응급의료서비스체계의 유효성을 검증하는 최고의 지표는 죽음과 생존이다. 가장 확실한 지표로 병원전 심정지 환자의 1년 생존율(survival rate to 1 year, CPC or OPC 1-2)이 있으나 자료수집과 추적 조사의 어려움 때문에 생존퇴원율(survival rate to discharge)을 흔히 쓰고 있다. 생존은 중요한 연구 주제로 확연한 성과지표로 활용된다. 이와 같은 연구가 드문 것은 제한된 자료접근과 오랜 연구기간 때문이다. 그렇지만 다양한 지표와 지수의 개발과 활용을 통해 응급구조학의 발전에 이바지할 수 있다.

일반인 응급처치의 중요성은 이미 입증되어 있으나 구급대 도착전 응급처치 지시(PAI, pre-arrival instructions), 목격자 심폐소생술 활성화(witnessed CPR), 가슴압박 심폐소생술 강화(push hard&fast), 자동제세동기 다중이용시설 비치(PAD) 등의 연구는 병원전 심정지 환자의 생존에 기여할 수 있다.

응급구조학 연구와 응급의료서비스체계의 발전에 기여하고 있는 한국응급구조학회는 1997년에 설립되었다. 응급처치술기 향상 도모, 응급구조사 양성 및 보수교육, 병원전 단계에서의 응급처치술기 확립, 응급의료체계 구축, 선진 응급의료 관련 학회와 학술교류, 정부 및 관계 기관에 대한 자문 및 협조 등의 활동을 해오고 있다. 이러한 활동으로 2009년 8월에 소방방재청으로부터 사단법인 설립허가를 받았으며 2011년 4월에 제16회 KBS 119 봉사상을 수상했다. 2011년 12월에 한국연구재단의 등재후보지로 선정되었고 2012년 10월에 국제학술대회를 개최하는 등 발전을 거듭하고 있다.

EMSS in Korea

1979 Emergency Call Center(Korean Medical Association)

1982 119 Squads in Seoul Metropolitan Fire&Disaster Headquarters

1989 Korean Society of Emergency Medicine

1990 Emergency Medical Management Regulation(Ministry of Health and Welfare)

1991 11 Emergency Patient Information Centers
60 Emergency Medical Centers
Ambulance Standards(Ministry of Health and Welfare)

1993 Emergency Medical Service Act
Emergency Medical Services Funds

1994 EMT courses in 4 institutes&paramedics courses in 11 colleges

1995 1st National registry exam for EMT&paramedic

1996 51 Emergency medical specialists&853 National certified paramedics

1997 Korean Society of Emergency Medicine Services
1999 Korean Emergency Medical Technician Association
2002 Korean Association of Cardiopulmonary Resuscitation

(4) 발전 방향

미국에서는 전통적 역할과 확대된 역할에 대한 논쟁이 있었다. 병원전에서 전문소생술(ALS)을 수행하기 위해 탄생하여 수많은 생명을 구한 미국 파라메딕은 새로운 치료기준을 확립시켰고 대중에게 기대를 불러일으키며 파라메딕에 대한 전형적인 인상을 만들어왔으나 관리처치(managed care)와 예산삭감과 같은 의료환경의 변화로 파라메딕의 역할에 대한 논쟁이 촉발되었다. 이제까지 해왔던 방식인 2-3명의 파라메딕이 경광등과 경보음을 켜고 출동해서 환자평가를 하고 병원이송 중 전문소생술을 제공하는 역할을 해야 한다는 주장이 있는 반면에 감염성 질환도 치료할 수 있도록 역할을 확대해야 한다는 주장이 있었다.

응급의료서비스체계 요소들을 포괄하는 병원전서비스(PHS, prehospital service)라는 용어는 이를 명확히 설명한다. 긴급·응급·비응급 환자치료를 위한 병원전 기본·전문의료서비스 의료체계인 병원전서비스는 비응급환자 치료나 응급환자 처치를 넘는 서비스이다. 병원전서비스는 응급의료 제공자들의 미래를 담보할 더욱 포괄적인 용어로 가정의료와 면역치료를 일부 포함한 거리에서 환자치료라는 새로운 차원의 개념이다. 확대된 임무로 다양한 서비스를 제공할 수 있으나 공공의 비용 부담에 대한 우려가 있었다. 현재 미국에서는 응급의료서비스의 고유한 기능을 중심에 두고 일부 확대된 역할을 수행하면서 체계상태관리(system status management)를 통해 서비스 제공 방법을 정교하게 다듬어 효율성을 높이려 하고 있다. 우리는 어디에 있고 어디로 가야 하는가?

(5) 응급의료 기본계획

보건복지부는 중앙응급의료위원회의 심의를 거쳐 5년마다 응급의료 기본계획을 세우고 이에 근거하여 시도에서는 매년 지역응급의료 시행계획을 세운다. 기본계획에는 국민의 안전한 생활환경 조성을 위한 국민에 대한 응급처치 및 응급의료 교육·홍보 계획, 생활환경 속의 응급의료 기반 확충 계획, 응급의료의 평등한 수혜를 위한 계획 그리고 응급의료의 효과적인 제공을 위한 민간 이송자원의 육성 및 이송체계의 개선 계획, 응급의료기관에 대한 평가·지원 및 육성 계획, 응급의료 인력의 공급 및 육성 계획, 응급의료정보통신체계의 구축·운영 계획, 응급의료의 질적 수준 개선을 위한 계획, 재난 등으로 다수의 환자 발생시 응급의료 대비·대응 계획 그리고 기본계획의 효과적 달성을 위한 기본계획의 달성목표 및 추진방향, 응급의료제도 및 운영체계에 대한 평가 및 개선방향, 응급의료재정의 조달 및 운용, 기본계획 시행을 위한 중앙행정기관의 협조사항 등을 포함하고 있다.

2018-2022년 응급의료 기본계획(안)의 목표

비 전

국민의 생명과 건강을 지키는 든든한 사회안전망

목 표

▸예방가능한 외상 사망률	('15) 30.5%→('22) 23.0%
▸급성심근경색 사망률*	('16) 9.2%→('22) 7.5%
▸뇌졸중(허혈성/출혈성) 사망률*	('16) 3.7%/15.6%→('22) 3.2%/14.0%
▸응급의료서비스 신뢰도	('17) 46.4%→('22) 55.0%

* 입원 30일 이내 사망률

영 역	중점 과제
1. 현장·이송 단계	1-1. 신속한 응급조치가 가능한 생활환경 조성 1-2. 고품질 응급 상담·신고서비스 제공 1-3. 119구급대 적정 병원 이송률 제고 1-4. 구급차 이송서비스 품질 제고 1-5. 항공을 통한 이송격차 해소
2. 응급실 단계	2-1. 종별 기능 강화를 통한 응급진료 최적화 2-2. 성과·공개 중심의 응급의료기관 평가 2-3. 안전한 응급실 진료환경 구축 2-4. 중증응급환자의 전원 수용률 제고 2-5. 취약·지역계층 응급의료 지원 강화 2-6. 재난의료 거버넌스 확충
3. 전문진료 단계	3-1. 중증외상 분야 3-2. 급성심근경색·뇌졸중 분야 3-3. 정신 응급 분야 3-4. 소아 응급 분야
4. 응급의료 기반	4-1. 지방정부 중심 응급의료체계 구축 4-2. 지능형 응급의료정보체계 구축 4-3. 인적 기반 확충 및 전문성 제고 4-4. 응급의료 정책 네크워크 구축 4-5. 응급의료 정책 추진기반 강화

2018-2022년 응급의료 기본계획(안), 2018.

2018-2022년 응급의료 기본계획(안)의 지표

영역	지표명	목표	
		'17년	'22년
핵심 목표	예방가능한 외상 사망률	30.5 %('15)	23 %
	급성심근경색 30일 사망률	9.2 %('16)	7.5 %
	뇌졸중(허혈성) 30일 사망률	3.7 %('16)	3.2 %
	뇌졸중(출혈성) 30일 사망률	15.6 %('16)	14.0 %
	응급의료서비스 신뢰도	46.4 %	55.0 %
현장·이송 단계	일반인에 의한 심폐소생술 시행률	21.0 %	30.0 %
	중증응급환자의 119구급차 이용률	46.5 %	60.0 %
	병원 도착 전 자발순환 회복률	7.6 %	10.0 %
	중증응급환자 적정 시간 내 최종치료기관 도착률	52.4 %	60.0 %
	구급차 3인 이상 탑승률	41.9 %	90.0 %
응급실 단계	권역·지역응급센터 중증응급환자 비율	7.1 %	10.0 %
	권역·지역응급센터 병상포화지수	49.2 %	40.0 %
	응급실 보안인력 확보율	67.7 %	100 %
	권역·지역응급센터 전원 수용가능 응답률	89.1 %	95.0 %
	전원 부적절 지연율	21.2 %	15.0 %
	취약지 응급의료기관 지정기준 충족률	82.5 %	90.0 %
전문진료 단계	연간 외상수련기관 수료 인원 수	6명	20명
	권역외상센터 중증외상환자 수용률	27.0 %	50.0 %
	급성심근경색 조기재활 시행률	40.0 %	50.0 %
	뇌졸중 조기재활 시행률	75.0 %	80.0 %
	정신건강복지센터 응급개입팀 배치	미배치	배치
	자살시도자 사후관리 서비스 동의율	56.7 %	61.4 %
	소아 야간·휴일 진료기관(달빛어린이병원)	22개소	30개소
응급의료 단계	시도 응급의료체계 평가	미실시	실시
	소방구급활동기록지-국가응급진료정보망 매칭률	87.0 %	100 %
	중앙응급의료센터 재편	–	완료
	시·도 응급의료지원센터 재편	–	완료

2018-2022년 응급의료 기본계획(안), 2018.

과제

- 병원전 응급의료를 정립하는데 공헌한 과학자들의 업적을 정리해보자.
- 우리나라 응급의료서비스체계의 문제점과 발전방안을 조사해보자.
- 저조한 일반인 제세동의 원인과 해결책을 제시해보자.
- 응급의료 기본계획에 포함된 국민에 대한 응급처치 및 응급의료 교육·홍보의 예를 조사해보자.
- 응급의료 기본계획의 각 수치 및 지표 계산방법을 조사해보자.
- 여러 응급의료지표를 지역별로 정리하여 우리나라 응급의료 안전지도를 만들어 보자.

3. 체계 유형

응급의료서비스체계에는 적절한 방법으로 응급환자를 치료하기 위해 만들어진 자원과 기능의 다양한 형태가 있다. 시공간의 제약에도 불구하고 응급구조사는 의사-환자 관계를 원활히 형성하도록 하는 다양한 역할을 맡는다. 응급의료서비스체계는 지역 특성에 따라 아래와 같은 체계가 있다.

(1) 병원체계(hospital-based system)

병원에 근거를 두고 특정한 지리적 지역을 대표해서 공적 자금과 활동을 통제하는 권한과 역할을 맡는다. 대부분 이 체계는 운영 병원의 재원에 전적으로 의존한다. 이러한 응급의료서비스체계서비스에서 확립된 의사-환자 관계는 병원 의사-환자의 관계와 다르지 않기 때문에 병원 응급구조사의 근무지침은 병원지침에 따른다. 의료지도는 응급의료센터 의사의 확대된 임무이므로 지도의사와 응급구조사 간의 친밀감과 일체감이 있어 의료지도를 잘 수행할 수 있게 해준다. 현장출동이 없을 때 병원에 속한 응급구조사는 응급의료센터에서 근무하기 때문에 관계를 돈독히 할 수 있다. 서울대병원 중환자 이송체계(SMICU, Seoul Mobile Intensive Care Unit)가 일부 해당한다.

(2) 지역체계(jurisdiction-provided system)

일정한 행정 구역 단위별로 조직된 공공체계로 응급구조사는 보통 소방서에 소속되어 서비스를 제공한다. 가장 일반적인 이 체계는 기존 소방조직의 장비와 인력을 활용할 수 있으므로 경제적으로 운영될 수 있는 장점이 있으며 의료 요소와 구조 요소가 융합되어야 큰 성과를 내는 구급활동의 특성에도 잘 부합되는 방식이다. 지역체계는 세금으로 운영되기 때문에 서비스의 효율화와 극대화를 통해 지역 주민의 만족도를 높일 수 있도록 해야 한다. 이를 위해 지역 특성과 출동 빈도에 따른 정교한 지역체계가 등장해야 하며 환자의 부담이 적은 건강 보험을 통한 수혜자 부담제도도 고려할 수 있다. 병원전 환자를 병원으로 이송하는 소방구급대체계가 여기에 해당한다.

(3) 사설체계(privately-run system)

응급의료서비스체계의 오래된 형태로써 이익을 추구하는 사설체계가 있다. 장례업의 한 부분에서 유래된 이 체계는 경쟁 속에서 사업성을 개선했고 서비스를 높여 적극적으로 시장을 개발해 왔다. 하지만 의료지도가 형식적으로 이루어질 가능성이 있고 경제적 동기에서 환자처치를 수행할 수 있다는 단점이 있다. 정부의 보조금이 적거나 없는 지역에서 다른 서비스 제공자들과 경쟁을 통해 뛰어난 생산성을 이룩한 운영자들은 국가를 대신해서 서비스를 제공하기도 한다. 전원환자를 이송하는 응급환자 이송업체계가 여기에 해당하는데 우리나라는 서비스 개선의 여지가 크다.

(4) 자원봉사체계(volunteer system)

공공 기관이 세금으로 운영하기도 어렵고 개인 사업자에게도 매력이 없는 일부 지역에서 병원전 처치는 전적으로 자원봉사자들에 의해 제공된다. 사실상 소수의 도시와 많은 교외 지역에서도 정부의 보조와 약간의 환자 부담으로 이 체계가 운영되었다. 1920년대 미국에서 시작된 이 체계는 자원봉사자들의 헌신과 노력으로 많은 지역에서 의료지도까지 행사할 수 있게 되었다. 구급분야 자원봉사가 없었던 우리 현실을 생각할 때 당장 적용하기는 어렵겠지만 출동시간이 오래 걸리고 구급대원이 적은 지역에서 자원봉사자의 활용은 가능하다. 사회복무대원으로 구급대에서 군복무를 대체하는 것을 부분적인 자원봉사체계로 볼 수 있다.

(5) 복합체계(complex system)

사설체계, 지역체계, 병원체계가 같은 지역에서 공존하는 일반적 체계이다. 처치제공자 수준별, 이송수단별, 의료지도체계별로 다른 역할을 맡아 서로 보완한다. 주민들의 치료비 부담 능력에 따라 저소득층은 지역체계가 담당하고 나머지는 사설체계가 담당하는 나라도 있다. 복합체계는 주체별로 제공되는 의료지도 때문에 서비스 제공 주체에 따라 통합된 조정을 하는 것이 의료지도의 중요한 과제가 된다. 우리나라는 보건복지부 응급의료기관의 환자수용, 소방청 구급대의 환자이송, 응급환자 이송업체의 환자전원이 공존하는 복합체계이다.

과제

- 우리나라의 응급의료서비스에 적합한 체계 유형을 조사해보자.

4. 반응체계(response system)

응급의료서비스체계는 응급환자의 출동요구에 반응할 때 시간에 따른 절차를 밟게 된다. 일반적인 응급의료서비스체계가 작동되는 단계를 순서에 따라 간략히 살펴보면 발생(현장에서 질병이나 손상 환자 발생), 인식(응급처치가 필요하다고 판단), 신고(1·2·3 통화자에 의한 연락), 접수(응급의료서비스체계에 처음 연락되는 순간 및 보고된 건에 반응을 시작), 출동(구급차가 안전센터를 떠나는 순간), 현장 도착(구급차가 현장에 도착한 순간), 환자에 도착(구급대원이 환자 옆에 도착하는 순간), 현장 응급처치(일차평가 및 처치), 현장 출발(구급차가 현장에서 떠나는 순간), 이송중 응급처치(이차평가 및 처치), 의료시설 도착(구급차가 의료시설에 도착하는 순간), 인계(의료시설에 응급환자와 정보를 넘김), 대기(구급차와 구급대원이 다음 출동에 수행 가능한 상태) 등으로 구성된다. 이러한 반응단계 중에서 체계상태관리의 중요한 대상이 되는 부분은 아래와 같다.

(1) 일반인 참여

일반인(layperson)은 응급의료체계의 중요한 구성요소로 응급의료서비스의 존재이유 및 작동방식을 이해해야 하며 접근방법과 서비스 도착 전 역할을 할 수 있어야 한다. 심폐소생술을 포함하는 기본적인 응급처치뿐만 아니라 손상 및 질환의 예방방법도 알아야 한다. 시민 응급처치 교육은 응급의료서비스 반응단계에서 인식 및 신고 단계를 원활하게 하기 위한 수단이기도 하다.

(2) 체계접근(system access)

일반인이 지역을 막론하고 모든 응급상황에서 쉽게 기억하고 쓸 수 있는 공식 전화번호를 지정하는 것은 매우 중요하다. 우리나라는 대표적으로 119가 운영되고 있다. 지정된 응급의료기관의 전화번호를 통해서도 서비스를 받을 수 있으나 소방청에서 운영하는 119를 중심으로 응급의료와 공공 서비스를 제공하도록 하는 것이 바람직하다.

컴퓨터를 이용한 개량된 전화접수체계는 발신자 추적체계를 이용하여 의사 표현을 하지 못하는 통화자의 위치를 효과적으로 파악해서 적절하게 반응할 수 있도록 해준다. 즉 기도나 호흡 기능 이상 환자, 불안정한 반응수준, 어린이 등의 불완전한 전화 요청에도 출동이 가능해지며 장난 허위전화를 예방하여 적절하게 자원운영을 할 수 있게 해준다. 전화가 연결된 후 접수대원(CRO, call receiving operator)이 서비스 요구에 따라 해당 부서로 연결하면 담당 응급통신관리자는 통화자와 구급대원에게 행동지침에 따라 필요한 지시를 내린다.

(3) 응급통신관리자

응급통신관리자(EMD, emergency medical dispatcher)는 효과적으로 정보를 모으고 과학적으로 결정을 내리기 위해 신고자에게 일련의 구체적인 질문을 한다. 가장 기초적인 정보는 환자 수·나이·반응수준·호흡상태·위치·전화번호 등이다. 현장정보를 신속하게 모으고 의학적 결정을 타당하게 내리기 위해서 통화자에게 일련의 핵심 질문(key questions)을 해야 한다. 이를 통해 필요한 응급의료자원과 반응양식(response mode)을 결정한다.

반응양식에는 긴급한 출동 시에 경광등과 경보음을 사용하는 열반응(hot response), 경광등과 경보음을 제한적으로 사용하는 온반응(warm response), 경광등과 경보음 등을 사용하지 않고 출동하는 냉반응(cold response) 그리고 기타 비응급 반응이 있다. 응급통신관리자는 출동요청의 특성(the nature of the call)을 파악해서 특수 장비 필요성과 현장의 안전

유무를 출동대원에게 알려야 하며 구급대가 현장으로 가는 도중(en route)에 일반인 통화자에게 기본적인 응급처치 등의 도착전 지시(PAI)를 한다.

나아가 지도의사(medical director)의 의료지도(medical direction)를 통해 객관적으로 확보된 활동자료를 근거로 치료타당성 검토·결과평가·대안제시·새 치료기준 적용·결과재평가 등으로 이루어진 일련의 업무를 통해 응급의료서비스 향상을 위한 질관리(QM)에 참여한다.

1) 구급상황실 운영지침

체계

- 구급 도움 요청에 대한 신고접수·정보획득·출동 우선순위·출동지시를 체계화한 구급차 출동지시 프로토콜
- 구급차 도착 전 응급처치 지도 프로토콜
- 상황전파를 위한 통신 체계
- 구급차 관제 체계
- 다중손상사고 및 재난에 대한 인지, 정보획득 및 출동지시를 체계화한 특수상황 구급차 출동지시 프로토콜
- 다중손상사고 및 재난 상황의 보고 및 전파와 관련된 체계
- 타 관할지역 소방 및 유관기관과의 협조 체계
- 구급상황요원의 교육 및 훈련 체계
- 기록 및 유지와 관련된 기록관리체계
- 질관리 체계

구급상황요원 기본요건

- 전화나 무선통신 등의 통신기기 작동법에 익숙해야 하며 장애 발생 시 대처법에 능숙해야 한다.
- 전화나 무선통신을 통한 대화법에 익숙해야 하며 흥분하거나 비협조적

인 신고자를 진정시켜 필요한 정보의 획득 및 전달에 능숙해야 한다.

- 구급차 출동지시 프로토콜 및 특수상황 구급차 출동지시 프로토콜에 익숙해야 하며 능숙하게 운영해야 한다.
- 구급차 도착 전 응급처치 지도 프로토콜에 익숙해야 하며 능숙하게 운영해야 한다.
- 구급차의 관제체계에 익숙해야 하며 구급차 관제를 능숙하게 해야 한다.
- 상황전파체계 및 유관기관과의 협조체계에 익숙해야 한다.
- 다중손상사고 및 재난 상황의 보고 및 전파와 관련된 체계에 익숙해야 한다.
- 획득한 정보의 기록 및 유지방법에 익숙해야 한다.

기본 지침

- 도움 요청 처리순서
- 도입부 공통 질문을 통한 정보획득
- 구급차 출동지시
- 즉각 응급처치 지도 및 구급차 도착 전 응급처치 지도 시행
- 마무리 안내 및 유관기관 협조 요청

일반 업무

- 구급 요청에 대한 신고접수·정보획득 및 출동 우선순위 결정
- 구급차 출동지시
- 구급차 도착 전 응급처치 지도
- 다중손상사고 및 재난에 대한 인지 및 신고접수·정보획득
- 다중손상사고 및 재난 상황에 따른 구급차 출동지시
- 다중손상사고 및 재난 상황의 보고 및 전파

– 구급대원에게 현장 정보제공
– 구급차 관제
– 유관기관에 정보제공 및 협조 요청

도입부 공통 질문의 핵심 내용
– 발생한 장소 확인
– 도움 요청자의 전화번호 확인
– 주증상 확인
– 나이 확인
– 의식 상태 확인
– 환자의 호흡 유무 확인
– 구급차를 출동시킨 후 도움 요청자에게 출동지시 후 즉각 응급처치 지도(post-dispatch instructions)·구급차 도착전 지시(PAI)를 제공한다.
– 도움 요청의 마무리에는 마무리 안내를 시행한다.
– 필요한 경우, 유관기관에 연락하고 협조를 요청한다.

(4) 구급차 운용

1) 기준

형태

구급자동차(구급차)는 「자동차관리법」에 따른 승합자동차 또는 화물자동차로 지붕구조의 덮개가 있어야 하며 간이침대 또는 보조 들것에 누운 상태의 환자를 쉽게 실을 수 있는 충분한 크기의 문이 있어야 한다.

표시

구급차는 바탕색이 흰색이어야 하며 전·후·좌·우면 중 2면 이상에 각

각 녹십자 표시를 해야 한다. 다만 「119구조 구급에 관한 법률」에 따른 119구조대 및 119구급대의 구급차에 대해서는 소방관계법령에서 따로 정할 수 있다.

구급차 전·후·좌·우면의 중앙 부위에는 너비 5 cm 이상 10 cm 이하의 띠를 가로로 표시해야 한다. 이 경우 띠의 색깔은 「응급의료에 관한 법률」 시행규칙에 따른 특수구급차는 붉은색으로 같은 항에 따른 일반구급차는 녹색으로 한다.

특수구급차는 전·후·좌·우면 중 2면 이상에 붉은색으로 응급출동이라는 표시를 해야 하며 일반구급차는 붉은색 또는 녹색으로 환자이송 또는 환자후송이라는 표시를 할 수 있다. 다만 응급출동이라는 표시를 해서는 안된다. 구급차의 좌·우면 중 1면 이상에 구급차를 운용하는 기관의 명칭 및 전화번호를 표시해야 한다.

환자실 규격

구급차 환자실의 길이는 운전석과의 구획 칸막이에서 뒷문의 안쪽 면까지 250 cm 이상이어야 하고 간이침대 매트리스의 끝에서 뒷문의 안쪽 면 사이에는 25 cm 이상의 공간이 있어야 한다.

구급차 환자실의 너비는 간이침대를 바닥에 고정했을 때 적어도 한쪽 면과의 통로가 25 cm 이상이어야 하며 구급차 환자실의 바닥에서 천장 안쪽 면까지의 높이는 특수구급차는 150 cm 이상, 일반구급차는 120 cm 이상이어야 한다.

내부 표면

구급차의 환자실 내부에 설치된 장치는 표면에 견고하게 부착되어야 하며 날카로운 부분이 없도록 해야 하며 구급차의 환자실 내부에 노출된 구조물의 가장자리는 5/16 cm 이상의 반지름으로 깎아 내고 노출된 모서리는 12/10 cm에서 25/10 cm의 반지름으로 둥글게 해야 한다.

구급차의 환자실 표면은 아래의 기준에 적합해야 한다.

- 비누나 물이 스며들지 않을 것
- 살균할 수 있을 것
- 곰팡이에 저항성이 있을 것
- 열에 강할 것
- 청소하기가 쉬울 것

2) 관리

감염예방을 위해 구급차등은 주 1회 이상 소독하고 구급차등에 갖추어진 의료장비도 사용 후 소독해야 하는 등 청결하게 관리되어야 한다.

감염관리를 위한 소독약제·감염관리방법 등 기타 세부 사항은 보건복지부장관이 정하는 방법에 따른다.

구급차등의 의료장비·구급의약품 및 통신장비가 항상 사용 가능한 상태로 유지되어야 한다.

구급차의 연료는 최대주입량의 1/4 이상인 상태로 유지되어야 하는 등 차량자체는 항상 사용 가능한 상태로 유지되어야 하며 정기점검 등이 이루어져야 한다.

사고를 대비한 책임보험 및 종합보험에 가입되어 있어야 하고 간단한 구조 출동장비·비상등·신호탄·소화기·구명대 및 보온포가 준비되어야 한다.

구급차등의 통신시설은 응급의료지원센터 및 응급의료기관과 항상 교신이 이루어질 수 있도록 관리되어야 한다.

구급차등은 「구급차의 기준 및 응급환자이송업의 시설 등 기준에 관한 규칙」에서 정하는 사항에 따라 관리 운영되어야 한다.

구급차등의 내부에 환자 또는 그 보호자가 잘 볼 수 있도록 당해 구급차의 이송요금표를 부착해야 하고 환자를 이송하는 경우에는 환자 또는 그 보호자에게 구급차의 이송요금에 관한 사항을 알려야 한다.

구급차의 내부에는 택시요금 미터 및 신용카드 결제기를 설치해야 하고 환자를 이송하는 경우에는 택시요금 미터를 사용하여 운행해야 하며 환자 또는 그 보호자가 신용카드 결제를 요구하면 응해야 한다. 다만 이송처치료를 받지 않는 구급차의 경우는 제외한다.

구급차등의 운행기록을 기재하는 구급차 운행기록 대장을 비치 작성하고 구급차 운용자는 이를 3년간 보관해야 한다.

3) 소독

주 1회 이상 아래와 같이 실시한다.

낮은 수준 소독제(low-level disinfectant)나 이를 함유한 환경소독용 티슈 등을 이용해 환자와 접촉 가능성이 있는 구급차 내부 표면(침상·문 손잡이·조명 스위치를 비롯한 전체 내부) 및 의료장비(환자 접촉면 및 사용자 손잡이를 중심으로)를 깨끗하게 소독 후 잘 말린다.

낮은 수준 소독제는 10분 이내에 대부분의 영양성 세균과 일부 진균과 바이러스를 제거할 수 있으나 결핵균과 아포는 사멸시키지 못하는 소독제로 1:500으로 희석한 차아염소산나트륨(sodium hypochlorite, 락스류)·4급 암모늄염 제제(염화벤잘코늄)·70-90% 알코올 제제(ethanol, isopropanol)·아이오도퍼(iodophor) 소독제 등이다(식약청 허가 또는 등록 제품).

일부 구급차 내부 표면의 시트 표면·의료장비 표면의 특성을 고려하지 않고 위와 같은 소독제를 사용하는 경우 부식될 우려가 있으므로 반드시 내장재·장비특성과 소독제의 특성을 확인한 후 적절한 소독제를 골라 시행한다.

환자의 혈액 등으로 오염된 표면 및 바닥은 1회용 장갑 등을 착용하고 중간 수준 소독제(intermediate-level disinfectant)를 이용해 제품별 기준에 따라 희석하여 세척한다.

중간 수준 소독제는 세균·바이러스·진균·결핵균은 죽이지만 세균 아포만 죽이지 못하는 수준의 소독제로 1:500으로 희석한 차아염소산나트륨(sodium hypochlorite, 락스류)·70-90% 알코올 제제(ethanol, isopropanol)·아이오도퍼(iodophor) 소독제 등을 말한다.

환자의 침상에 린넨 등을 사용할 시 깨끗하게 세탁 또는 소독된 린넨을 사용하고 한 명 환자 사용 후 반드시 새것 또는 세탁된 것으로 교체한다.

구급차 의료장비는 사용 후 1회용 기구 등은 폐기 또는 소각, 그 외 재사용장비의 소독은 장비제조사의 소독기준에 따르는 것을 원칙으로 아래와 같이 실시한다.

의료장비의 환자 접촉면 및 사용자 손잡이 등은 낮은 수준 소독제나 이러한 성분을 함유한 환경소독용 티슈 등을 이용해 사용 후 즉시 소독한다.

환자에게 사용한 후두경날은 의료기관 사용 기구 및 물품 소독 지침을 준용해 준위험기구에 해당하므로 높은 수준의 소독을 하고 멸균증류수로 깨끗이 행군 뒤 건조 후 보관한다.

긴급 상황에서 사용 가능한 구조 출동장비는 아래와 같이 구비한다.

- 기존의 간단한 구조·출동장비·구명대 등 보유 의무
- 비상등은 비상시 사용 가능한 휴대용 조명기구 등
- 신호탄은 섬광신호탄 등(반드시 화약류로 구매하지 않아도 됨)
- 소화기·보온포

구급차의 차량 관리는 아래와 같이 한다.

- 구급차의 연료 및 정기점검
- 연료 최대주입량의 1/4 이상을 유지하는 등 항상 사용 가능한 상태로 유지
- 자동차 정기점검일 준수(1년 1회)

-구급차별 책임보험 및 종합보험 가입
-구급차 운행기록 대장을 비치·작성하고 3년간 구급차 운용자가 보관

4) 단계적 출동체계

전문소생술(ALS, advanced life support) 수준의 치료가 필요하지 않으면 모든 출동에 기본소생술(BLS, basic life support) 수준의 일반구급차를 배차(dispatching)하거나 처음에 가장 가까이 있는 일반구급차를 출동시키고 다음에 보다 멀리 있는 특수구급차를 출동시키는 응급의료서비스체계인 단계적 출동체계(tiered response system)로 발전되었다.

병원전 출동과 이송에 같은 수준의 제공자를 활용하는 단일체계(single-tiered system)와 다양한 수준의 제공자를 활용하는 다중체계(multi-tiered system)가 있는데 우리나라의 경우에는 펌뷸런스(pum-bulance)를 일부 운영하고 있다. 단일체계에는 대부분 1급응급구조사가 배치되어 있으므로 높은 수준의 서비스가 제공될 수 있으나 비용이 많이 들고 비효율적으로 운영될 가능성이 있다. 반면에 다중체계는 적은 비용으로 자원을 효과적으로 이용할 수 있으나 응급환자에 대한 침습적인 응급처치가 지연될 수 있다.

5) 전개

구급차 전개(ambulance deployment)에는 정적 전개(static deploy-ment)와 동적 전개(dynamic deployment)가 있는데 정적 유형은 통상적으로 소방서에서 쓰이던 방식으로 출동수요에 무관하게 구급차를 소방서에 배치하는 방법이다. 이 방법은 구급대원들에게 출동 대기 중에 편하게 휴식할 수 있도록 해주지만 출동시간은 길어질 수 있다. 가장 보편적인 동적 유형은 하루의 특정 시간, 주간의 특정일, 연중 특정일의 출동수요를 고려해서 구급차를 운영한다. 출동수요가 많은 지역의 중심에 구급

차를 일시 배치해서 체계의 능력을 최적화하는 방법으로 구급대원이 구급차에 남아 출동요청에 응해야 하므로 쉴 수 없으나 출동소요시간을 효과적으로 줄여 응급처치를 빠르게 제공할 수 있다. 우리나라는 연휴에 고속도로 휴게소나 대규모 행사장에 구급차를 배치하여 부분적으로 동적 전개를 활용하고 있다. 출동시간을 줄임으로써 일반인 응급처치를 구급처치와 빠르게 연계시키고자 하고 있다.

6) 배치 기준

첫째, 현장 환자에게 빠른 응급처치와 병원이송을 제공해야 하므로 신고접수에서 현장까지 5분 이내의 거리를 기준으로 추산할 수 있다. 현재 8분이 걸리는 평균 출동시간을 고려하면 구급대 증설 등 상당한 구급차와 대원이 필요하므로 장기계획으로 넘기고 출동시간 단축을 위한 출동관리를 우선해야 한다.

둘째, 24시간 동안 6회 이내의 출동에서 적정 서비스를 제공할 수 있다는 기준으로 추산할 수 있다. 2017년에 소방구급차 1,400대가 총 270만 건을 출동하여 하루 평균 5회로 적정 서비스를 제공할 수 있는 수준이었지만 구급대 위치나 시기에 따라 출동에 큰 차이가 있었음을 인식해야 한다. 구급대의 단위기간 출동횟수에 따라 탄력적으로 편성하여 적절한 응급처치와 이송을 하도록 수요에 대응해야 한다.

셋째, 「응급의료에 관한 법률」에 따라 구급차 탑승인원 2명 이상을 기준으로 추산할 수 있다. 3교대 근무·훈련·휴가 등 결원을 반영한 구급차 운영계수 4.5로 2명에서 3명을 배치한다면 12,600명에서 18,900명이 필요하다. 현재 구급대원 9,000명에 추가로 3,600명에서 9,900명을 충원해야 한다. 서울소방구급대는 3인 3교대로 운영되고 있으나 지방 구급대의 경우에는 2명에서 3명이 2교대나 3교대로 근무하고 있어 구급서비스의 저해요인으로 작용하고 있다. 서울소방구급대도 결원이 생기면 정상운영이 어려울 뿐만 아니라 탑승대원이 3명일 때 더 나은 처치결과를 기대할 수 있으므로 3명 기준으로 충원하는 것이 바람직하다. 이 방안이 구급대 소방공무원 충원에 적용할 수 있는 최선 안으로 생각된다.

넷째, 「소방력 기준에 관한 규칙」에 따라 119안전센터의 수에 구급차 1대를 추가 배치하거나 119안전센터의 관할인구 3만 명을 기준으로 5만 명 또는 구급활동 건수가 연간 500건 이상 증가할 때마다 구급차 1대를 추가 배치하는 방안이다.

7) 적정 출동량

2017년 소방청(National Fire Agency) 구급차 수는 1,384대, 구급대원 수는 9,772명, 이송환자 수는 1,817,526명이다. 구급차당 24시간 동안 4명 정도를 이송했는데 소방본부 사이에는 서울 6.3명, 경기 4.8명, 세종 2.4명 등으로 차이가 컸다. 공식적인 통계자료는 없으나 소방서 구급대(emergency medical squads) 사이에도 차이가 있을 것이다. 이송환자가 적은 구급대는 구급 자원을 활용하지 못할 수 있고 이송환자가 많은 구급대는 구급 서비스를 제공하는데 제한이 있을 수 있다.

구급대나 응급의료서비스체계(emergency medical service system)의 조건에 따라 자원을 효율적으로 이용할 수 있는 체계상태관리(system status management)가 필요하다. 출동량에 대응하는 방법으로 구급대 근무시간당 출동수요인 단위시간이용(unit hour utilization)을 분석하여 출동수요를 예측하고 구급대원을 배치할 수 있다. 무엇보다 출동량을 근거로 구급대나 구급차의 증·감편을 할 수 있다. 이때 구급대 적정 출동량(optimal run volume)에 대한 기준이 필요한데 일반적으로 24시간 동안 6-7건의 출동량을 적절하다고 보고 있으나 이를 구체적으로 제시한 국내외의 연구는 없었다.

구급차 적정 출동량을 정하는 기준에는 환자발생부터 환자에게 도착까지 시간(event to arrival at patient)과 응급의료센터로 도착까지 시간(event to arrival at emergency center)이 응급환자처치를 지연시키지 않는 범위이어야 한다. 이 범위로는 심정지에는 수분, 심근경색에는 90분, 뇌졸중에는 4시간 30분, 급성 호흡곤란에는 수분, 외상에는 황금시간(golden hour) 이내이다. 출동수요가 늘어나면 이 시간은 늘어날 수밖에 없으므로 효과적인 응급환자처치 측면에서 구급차 출동수요를 예측하기 위한 연구가 있었다. 구획(grids)의 일정 시간 동안의 출동량을 분석하여 예측한 연구, 요일과 시간별로 출동량을 분석한 연구, 출동량을 분석하여 예측모델을 제시한 연구 등이 있다. 이러한 선행연구들은 출동량 예측을 위한 것으로 적정 출동량을 제시하지 않았다.

경기소방재난본부 일부 구급대 출동수요를 자료로 단순평균수요(simple average demand, 보통 20주 동안 특정한 날, 특정한 시간대의 출동수 평균), 고평균수요(high average demand, 20주 기준 출동수를 5개 군으로 나누고 각 군의 가장 많은 수를 더한 후 군의 수로 나눈 평균), 절정평균수요(peak average demand, 특정한 10주 동안 제일 많은 출동수 평균), 고실제수요(high actual demand, 가장 많은 출동수) 등 출동량을 예측한 연구가 있었다.

그렇지만 국내외 연구들은 구급대 1급응급구조사가 체감하는 부하에 따른 적정 출동량을 제시한 연구는 아니었다. 구급대 근무여건을 반영한 출동량 기준을 제시하면 구급차 및 구급대원을 합리적으로 배치할 수 있다. 1급응급구조사의 부담을 줄인 적정 출동량은 적절한 환자평가·응급처치·병원이송을 위한 기본요건으로써 구급수요에 대응해서 구급활동의 질을 보장할 수 있는 합리적인 기준이다.

8) 교통사고

구급차는 일반차량(civilian vehicle)과 비교하여 차량당 교통사고

(traffic accidents) 발생률(incident rate)에서 17–25배 가량 높고 치명상(fatal)이나 중상(major injury)을 입히는 치명도(crash severity)에서 8배 가량 높다. 응급상황에 빠르게 대응(response)하는 과정에서 과속(speeding)·중앙선 침범(violation of crossing median line)·신호위반(violation of signals) 등이 빈번하기 때문이다. 구급차 교통사고는 응급환자에 대한 응급처치와 수술 등의 결정적인 치료(definitive treatment)을 지연시킬 뿐만 아니라 응급환자에게 교통사고에 의한 추가적인 치명상을 입힐 수 있다. 나아가 응급구조사·구급차·의료장비 등 응급의료자원의 손실을 초래하여 병원전 응급의료(prehospital emergency medicine)의 대응능력을 저하시킨다.

Table 2. Accidents involving ambulance & other vehicles

Year	2013	2014	2015	2016	2017	Mean
Accident	227	277	245	230	271	250
Ambulance	1,280	1,282	1,317	1,352	1,384	1,323
Accident/ Ambulance	0.18	0.25	0.19	0.17	0.20	0.19
Other accidents	215,354	223,552	232,035	220,917	216,335	221,639
Other vehicles	19,400,884	20,117,955	20,989,885	21,803,351	22,528,295	20,968,074
Other accidents/ Other vehicles	0.01	0.01	0.01	0.01	0.01	0.01
Accident/ 10000 runs	1.04	1.16	0.97	0.86	0.97	0.99
Run	2,183,470	2,389,211	2,535,412	2,677,749	2,788,101	2,514,788

Preventing ambulance crashes through literature and statistical data analysis, in process.

Table 3. Cause of emergency vehicle & other vehicles accidents

Year 2013-2017	Emergency vehicle	%	Other vehicles	%
Failure to drive safely	1,392	59.4	749,394	56.3
Violation of signals	309	13.2	150,711	11.3
Lane change violation	231	9.9	20,275	1.5
Violation of crossing median line	114	4.8	70,328	5.3
Neglecting to protect pedestrians	8	0.3	44,059	3.3
Speeding	2	0.1	3,414	0.2
Others	288	12.3	293,668	22.1
Overall	2,344	100.0	1,331,849	100.0

Preventing ambulance crashes through literature and statistical data analysis, in process.

이러한 문제를 줄이고자 구급차나 긴급차량의 사고를 줄이기 위한 다양한 연구가 이뤄졌다. 이들 교통사고와 관련된 요인들은 운전자(driver)·차량(vehicle)·임무(task)·환경(environment)으로 정리할 수 있다. 운전자와 관련된 하위요인들(sub-factors)은 개인특성(individual differences)·경험(experience)·버릇(behavior)이며 차량과 관련된 하위요인들은 차량특징(vehicle characteristics)·차량내 설비(in-vehicle equipment)·다른 운전자에게 잘 보임(conspicuity)·경보신호(warning signals)이다. 그리고 임무와 관련된 하위요인들은 시간압박(time pressure)·운전 외 임무(secondary-task demands)·예측실패(prognostic failure)·개인보호장치(personal protective ensembles)·장시간 근무(long shift hours)·감정(driving under emotion)이며 환경과 관련된 하위요인들은 교차로(intersection)·교통신호(traffic signals)·속도제한(road speed limit)·날씨(weather)·밝기(light condition)·보행자 밀도(pedestrian density)이다.

교통사고와 관련된 일반적인 요인들이 확인되었으나 지역특성과 응급의료체계에 따라 다른 결과가 제시되고 있다. 도시와 시골지역에 따른 사고요인과 결과에 차이가 있으며 나라에 따라 차이가 있다. 조건에 따른 구급차의 사고요인을 밝혀 구급차 교통사고 예방방안을 제시할 필요가 있다. 예를 들면 구급차가 출동할 때 도로에 있는 모든 차가 멈추도록 하고 교차로에서의 구급차 우선 진행 신호체계를 운영할 필요가 있다.

9) 교통사고 예방

「도로교통법」에는 구급차에 우선 통행권이 있어 긴급 상황일 때는 신호를 지키지 않고 통행할 수 있다. 그렇지만 「교통사고처리 특례법」상 12대 중과실(사망사고·뺑소니 추가)에 해당하는 사고(5년 이하 금고 또는 200만원 이하 벌금·운전면허 정지·벌점·범칙금)에는 합의를 거쳐 감경하거나 면제할 수 있어 확실한 보호로는 미흡하다. 긴급자동차의 운전자가 본래의 긴급한 용도로 운행하는 중에 교통사고를 일으키면 운전자의 중대한 과실로 인한 교통사고라도 긴급활동의 시급성과 불가피성 등 정상을 참작하여 형을 감면하거나 면제해야 한다. 교통사고로 피해자가 숨지거나 중상일 때는 임의로, 그 외의 사고에 대해서는 형을 감면할 필요가 있다. 어린이 보호구역에서 어린이 치사상에 대한 가중처벌이 시행되면서 소방차·구급차 등의 차량도 어린이 보호구역에서 가중처벌의 대상이 되었는데 이를 완화해야 한다. 운전자에 대한 법적 보호뿐만 아니라 운전자와 피해자에 대한 치료비 지원 등의 보상안도 마련되어야 한다.

(5) 최초반응자 활동

구급차가 현장에 도착하기 전까지 최초반응자(EMR, emergency medical responder)는 환자에게 기본적인 기도 확보와 처치를 제공한다. 최초반응자는 처음으로 치료를 제공한 사람으로 업무수행 중이 아닌 의료인·응급구조사·소방관·경찰관 혹은 일반인이 될 수 있다. 아주 위급한 환자에게는 출동 중인 1급응급구조사보다 곁에 있는 최초반응자가 더 중요하다. 우리나라는 국가와 지방자치단체는 관련 종사자를 대상으로 구조 및 응급처치에 관한 교육을 하도록 법적 근거를 갖추고 있다. 최근 5년 동안 매년 평균 516,494명이 최초반응자 교육을 이수했다.

Table 4. Number of emergency medical responder

Year	2014	2015	2016	2017	2018	Mean
Trainee	419.804	601,066	606,284	700,892	673,810	516,494

Analysis of videos for citizen cardiopulmonary resuscitation training on YouTube, in process.

(6) 의료지도

구급차가 현장에 도착한 후 응급구조사는 일반인·최초반응자·선착대원으로부터 상황에 대한 정보를 듣고 행동지침에 따라 환자처치를 한다. 의료개입에는 지도의사와 연락 없이 수행되는 사전에 확립된 근무규정(standing orders)이 있고 병력·검진·소견(impression)·수행 및 계획된 처치·도착 예정시간 등을 수용 병원 혹은 목적 병원의 의사나 소방의 지도의사에게 통신으로 보고 후 처치 지시를 받는 직접의료지도(direct medical control)가 있다. 직접의료지도가 환자의 예후에 기여하는 정도는 확실하지 않으나 간접의료지도(indirect medical control)를 보완하여 처치범위를 넓히고 처치수준을 높일 수 있다.

구급대의 원활한 응급처치를 위한 방안은 아래와 같다.

소방구급활동에 필요한 지도의사 수는 의료지도방법, 권역구분에 따라 달라져 최대 64명에서 최소 7명이었고 필요한 1급응급구조사 수는 최대 1,062명에서 최소 492명이었다. 소방방재청의 직접의료지도 기반조성을 위한 시도 계약직 의료지도의사 정원 확보(3명 이상), 1급응급구조사 자격증 취득과정 신설(100명/2주/2009년부터), 4년간(2008-2011년) 1,400명(신규 1,120/자격취득 280)의 1급응급구조사 확보 방안은 매우 고무적이었다.

현행 「응급의료에 관한 법률」에 따르면 시도소방본부에 지도의사를 배치하여 직접의료지도를 시행해야 하므로 지도의사의 업무자율성 증대·조직의 전문화 등 강력한 유인책이 필요하다. 지도의사를 확충하는 일은 예산과 시간이 소요되므로 구급대에 대한 직접의료지도 현황을 응급의료기관 평가 자료로 활용하거나 권역응급의료센터의 의료지도를 받도록 보건복지부와 협의하여 병원전 직접의료지도를 활성화해야 한다.

우리나라는 1급응급구조사가 업무의 범위에 따른 응급처치를 시행할 때 의사의 직접의료지도를 받아야 하지만 미국은 질 높은 응급의료서비스를 경제적으로 제공하기 위해 지도의사에 의해 사전에 확립된 근무규정, 행동지침(protocol)인 응급구조사 업무지침, 사례검토(case review), 교육, 훈련 등의 간접의료지도(indirect medical control)에 주로 의존한다. 우리나라도 질관리가 뒷받침된 「응급의료에 관한 법률」의 개정을 통해 의료지도의 효율성을 높여야 한다.

(7) 이송 및 인계

이송시간은 상황에 따라 달라진다. 비응급 질환자의 병력을 확인하거나 비응급 골절 환자에게 부목 및 척추 고정을 할 때 이송은 지체될 수 있다. 현장에서 응급환자에게 결정적인 안정화(stabilization)를 할 수 없을 때는 이송을 빨리 시작해야 한다. 싣고 가기(load & go)은 심한 손상 환자·심근경색(myocardial infarction)·뇌졸중(stroke) 환자에게 적용한다.

응급구조사는 응급환자를 가까운 의료시설로 이송하기보다 치료가 가능한 응급의료센터로 이송함으로써 필요한 응급처치를 신속히 받을 수 있도록 해야 한다. 목적 병원으로부터 직접의료지도를 받아 이송중 필요한 응급처치를 시행해야 하며 수용 병원에서 응급처치 미리 준비하도록 유무선 보고를 해야 한다.

응급실에 도착해서 구급대원은 응급실 담당자(간호사나 의사)에게 대면 보고, 환자인계 및 구급활동일지를 전달해야 한다. 최근에는 휴대 컴퓨터의 도입으로 응급의료서비스체계에 많은 변화가 있는데 병원과 현장 간에 실시간으로 환자정보를 빠르게 공유할 수 있게 되었다.

(8) 통신 및 기록

1) 무선통신 이용원칙

이동국을 작동시켜 소리 크기를 조정하고 잡음 제거

입과 마이크는 5–7 cm 간격

PTT(push to talk) 1초 후 시작

호출 후 구급대 소속 등 제시

천천히·명확히 30초 내로 전달

객관적인 공정한 용어 사용

약어·암호·부호 등 회피

혼동될 발음·용어 회피

내가 아닌 우리 호칭 사용

환자 이름은 밝히지 않음

진단·예후는 병력일 경우만 전달

의례적인 인사 등 생략

송신 후 '이상' 사용

2) 무선통신 내용(CHART)

구급대·응급구조사 수준 등 제시

환자 나이·성별

주호소·현병력·과거력·의식수준·기본활력징후·신체검사·처치·호전상태

의료지도 요청

도착예정시간

3) 출동 및 처치 기록의 의의

법적 문서

행정목적

교육연구 자료

질개선

(9) 자료처리 및 질관리

구급대 활동의 결과는 컴퓨터에 입력하여 분석하게 된다. 편견 없이 정확한 자료는 지도의사·관리자·구급대원이 치료기준 적합성 검토·결과평가·대안 제시·새로운 치료·결과 재평가 등의 연속된 순환 과정을 통해 서비스 향상을 가능하게 해준다.

출동유형 결정시간(determine time) 30초 이내, 출동 지시시간(queue time) 0초, 출동 소요시간(roll time) 5분 이내, 응급환자 10분 이내(platinum minute)의 소요시간 등의 준수율, 병원전 심정지 자료의 통일된 보고를 위한 유스타인 지침(Utstein guidelines)에 따른 병원전 심인성 심정지 환자의 소생률(ROSC rate)·생존입원율(survival rate to admission)·생존퇴원율(survival rate to discharge)·1년 생존율(1-year survival rate)과 예방 가능한 외상 사망률(preventable trauma death rate) 등의 성과를 질관리에 활용해야 한다. 이와 함께 일반인 기본심폐소생술 시행률(implementation rate)에 대한 질관리를 통해 응급처치 교육을 개선해야 한다. 심폐정지환자 응급처치 세부상황표의 일반인 기본심폐소생술을 분석하여 교육에 활용할 수 있다.

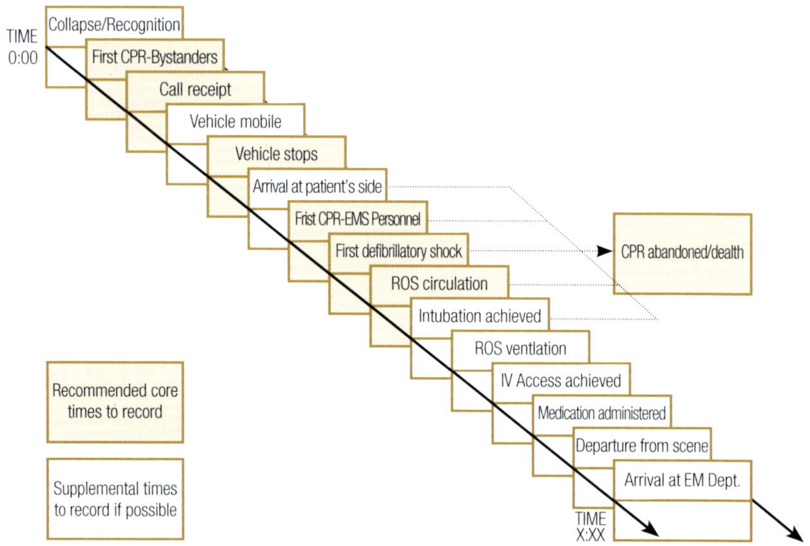

Figure 2. **Event associated with out-of-hospital cardiac arrest resuscitation attempts**

Recommended guidelines for uniform reporting of data from out-of-hospital cardiac arrest, 1991.

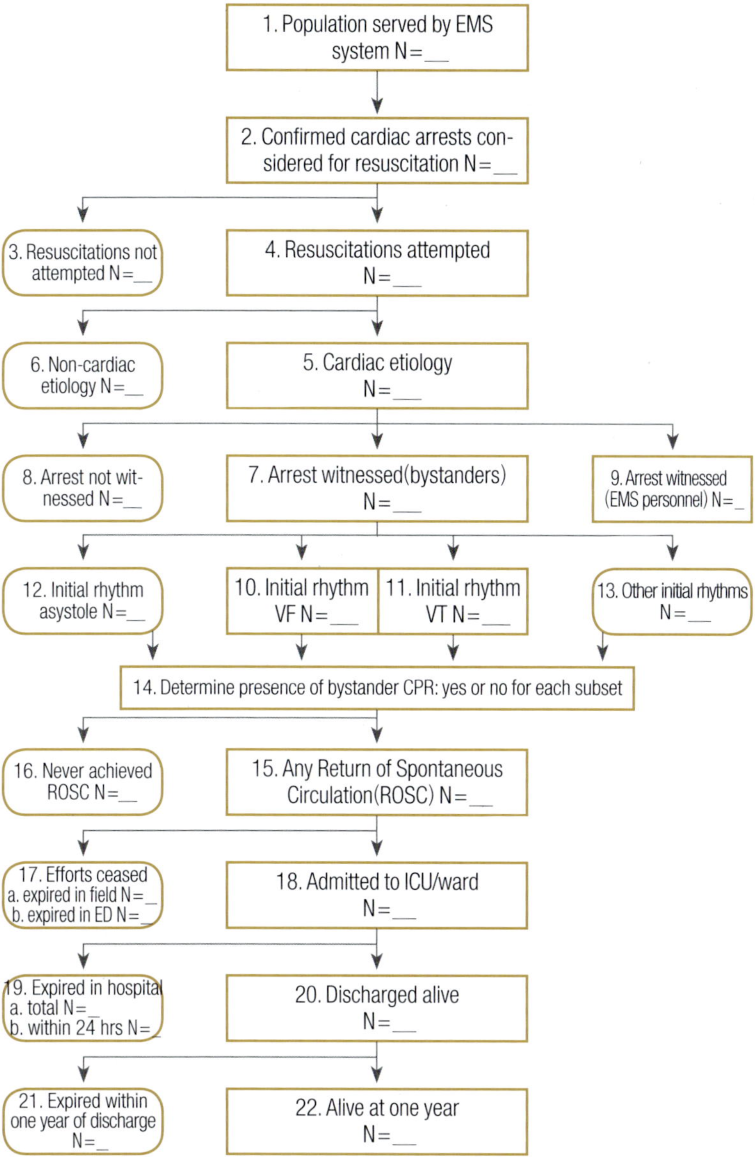

Figure 3. Recommended Utstein style templet for reporting data on out-of-hospital cardiac arrest

Recommended guidelines for uniform reporting of data from out-of-hospital cardiac arrest, 1991.

(10) 응급의료기관

자원의 구성과 기능을 합목적적으로 만드는 일이 체계설계(system design)이다. 체계설계에는 응급환자를 수용하여 치료하는 시설·인력·장비를 갖춘 의료기관의 능력을 공표하기 위한 분류와 지정을 포함한다. 응급의료종사자와 시민은 지역 내의 지정된 응급의료센터에 대한 정보를 알 수 있어야 응급환자를 이송할 적절한 응급의료센터를 선택할 수 있다.

응급의료기관에는 중앙응급의료센터·권역응급의료센터·전문응급의료센터(화상·심혈관·독극물·소아)·지역응급의료센터·지역응급의료기관 등이 있으며 센터급이 레벨 I, 기타가 레벨 II에 해당한다. 결정적인 처치를 받아야 하는 응급환자는 고도로 전문화된 집중 치료를 제공하는 레벨 I 응급의료기관으로 바로 이송해야 한다. 외상환자는 결정적인 처치로 충분히 생존할 수 있으므로 예방 가능한 외상 사망을 낮추기 위해서는 황금시간(golden hour) 내에 수술을 받을 수 있도록 권역외상센터·지역외상센터로 이송해야 하며 외상센터는 이를 위한 준비를 하고 있어야 한다.

과제

- 응급통신관리자의 구급대 도착전 지시지침 내용을 조사해보자.
- 병원전 의료지도 현황 및 문제점을 조사해보자.
- 구급대 출동수요를 조사해보자.
- 일반인 심폐소생술 교육 현황을 조사해보자.
- 응급의료통신망과 소방통신망을 조사해보자.
- 병원전 기록을 조사해보고 작성방법을 정리해보자.
- 응급의료서비스체계가 작동되는 단계를 조사해보고 각 단계의 기준시간을 조사해보자.
- 지역에 따른 응급의료서비스의 불공평성은 존재하는지에 대해 조사해보자.

5. 처치제공자 수준과 업무

미국 교통부(DOT, Department of Transportation)에서 정한 업무의 범위(scope of practice) 기준에 의하면 최초반응자(EMR)·2급응급구조사(EMT, emergency medical technician)·중급응급구조사(AEMT, advanced emergency medical technician)·1급응급구조사(paramedic)가 있다. 하지만 응급의료서비스체계의 인적 구성에 일반인이 포함되어야 원활한 초기 응급처치를 제공할 수 있다. 각 처치제공자의 업무의 범위는 기술 진보와 사용 가능한 치료 방식의 증가에 힘입어 확대되는 경향이 있으나 근본적으로는 적은 비용으로 더 많은 생명을 구하는 체계를 만들기 위한 방향으로 제공자의 역할과 임무가 변화하고 있다.

「응급의료에 관한 법률」에 따르면 2급응급구조사와 1급응급구조사가 있고 1급응급구조사 업무범위는 관련 법령·직무분석·교육내용이 서로 다르고 병원전과 병원의 차이도 크다. 병원전 1급응급구조사의 응급처치는 적고 병원 1급응급구조사는 진료보조사(physician assistant)로서 다양한 활동을 하는 경우가 많다. 미약한 법적 근거로 직업적 지위가 흔들리고 있는 1급응급구조사의 업무범위는 제한적일 뿐만 아니라 직접의료지도를 받아야 하므로 제한된 상황에서 활동하고 있다. 「응급의료에 관한 법률」의 개정과 함께 응급구조사의 역할 나아가 우리나라 응급의료서비스체계에 대한 고민이 필요하다. 1급응급구조사로 하여금 의사–환자 사이의 매개역할을 원활히 형성하도록 질관리를 통한 간접의료지도체계를 확립하여 의료서비스의 질을 높이고 효율성을 기해야 한다. 현재 병원전과 병원 1급응급구조사 간의 업무환경에 차이가 큰 만큼 이에 대응한 연구가 필요하며 우리나라 응급의료서비스체계와 1급응급구조사의 지향점에 대한 논의와 연구도 필요하다.

선진국의 경우 과거에는 응급구조사의 모든 출동에 의사의 직접의료지도가 있었으나 현재는 지도의사에 의해 사전에 확립된 지시 사항 등 간접 의료지도에 의존하는 추세이다. 질개선 프로그램과 폭넓은 근무규정 덕분에 직접의료지도를 받는 경우는 감소하여 경제적으로 운영되고 있으나 간접의료지도의 적용이 의료적·법적으로 모호할 때는 직접의료지도를 받는다.

(1) 최초반응자

최초반응자는 글자 그대로 현장에 처음으로 도착한 사람으로 응급의료서비스체계에서 수십 시간의 기본심폐소생술(basic CPR, basic cardio-pulmonary resuscitation)과 간단한 응급처치 교육을 받은 비응급의료종사자(non-EMS practitioner) 혹은 일반인을 의미한다. 기도 폐쇄·외부 출혈·척추 골절·탈구 등의 생명을 위협하는 손상을 입은 환자들은 잘 훈련된 최초반응자로부터 초기에 결정적인 처치를 받게 된다. 이러한 처치가 빠르게 실시되면 될수록 좋은 예후를 보이는데 기본심폐소생술의 실시 여부는 생존율(survival rate)에 큰 영향을 미친다. 가능하면 많은 시민과 응급처치 개연성이 높은 직업군이 기본심폐소생술 능력을 갖추어 언제라도 신속하게 심정지 환자에게 처치할 수 있도록 해야 한다. 최초반응자의 중요성에도 불구하고 과거의 응급의료서비스체계에서는 이들을 의료지도나 질개선의 대상으로 보지 않았으나 이제는 체계의 중요 부분으로 인식하여 교육을 활성화하고 있다.

(2) 2급응급구조사

2급응급구조사는 최초반응자의 업무와 현장 환자분류·부목·구출·이송·쇼크방지용하의 적용 등을 한다. 2급응급구조사의 처치 범위는 최초반응자와 업무의 범위와 비슷하다. 그렇지만 단계적 출동체계에서는 현장 환자분류를 통해 필요한 처치를 제공하고 안전한 이송을 위한 1급응급구조사의 업무를 돕는다. 환자의 위중도 판단과 수용 병원의 선택도 중요한 기능이다. 1994년에 EMT-A(Ambulance)에서 EMT-B(Basic)로 개칭된 미국의 예를 보면 2급응급구조사의 교과 내용은 수백 시간의 교육 연장 없이 획기적으로 변해 업무의 범위를 넓히는 흉막 감압술(pleural decompression)·에피네프린(epinephrine) 피하 주사·구강 포도당 투여·제세동기 사용·설하 니트로글리세린(nitroglycerine) 투여 등이 과정에 포함되었다. 그렇지만 2급응급구조사가 전문 기술을 필요로 하는 처치 절차를 실시할 때는 직접의료지도에 따른 통제를 받아야 하고 검토(concurrent review)와 후향적 분석(retrospective analysis)을 통해 점검받는다.

(3) 중급응급구조사

미국 중급응급구조사는 1급과 2급 사이로 2급의 역할에 의료 통신·제세동·정맥 주사 등을 포함한다. 수백 시간의 교육은 2급과 비슷하나 각 지역에 따라 필요한 기능을 추가해 양성한다. 중급응급구조사는 제세동과 몇 가지 약물투여를 훈련받고 인력 운영의 효율성을 위해 1급응급구조사의 역할을 맡을 수도 있으나 의사로부터 지도를 받아 활동한다. 최근에는 2급응급구조사와 1급응급구조사의 역할이 중첩되면서 중급응급구조사의 입지는 줄어들고 있다.

(4) 1급응급구조사

수천 시간의 교육을 받는 1급응급구조사는 병원전 처치제공자 가운데 수준이 가장 높으며 현장의 다른 구급대원들을 지휘·통제하는 인력이다. 미국의 1급응급구조사는 초기에 과도한 규정·계속 교육프로그램·잦은 시험에 시달렸고 다른 분야 의료 종사자보다 많은 직접의료지도를 받았다. 의사와 간호사는 자신들의 업무 영역을 보호하기 위해 1급응급구조사를 과도하게 통제했고 응급의료서비스체계 설계자들도 엄격한 의료지도가 1급응급구조사 업무의 범위에 대한 과학적 근거의 부족함을 보완해줄 것으로 믿었다. 하지만 1급응급구조사는 단순 기능인으로 만족하지 않고 완벽한 환자평가와 처치를 자신의 능력·책임·술기를 통해 완수함으로써 다른 병원전 처치제공자들과는 차별화된 지위를 획득했다. 현재 미국의 1급응급구조사는 주로 간접의료지도 속에서 처치 활동을 하고 있어 자율적 업무범위를 합리적으로 더욱 확장할 수 있게 되었다. 우리나라는 1급응급구조사에 대한 직접의료지도와 한정된 업무범위로 현재 일본의 1급구급구명사나 초기 미국의 파라메딕과 비슷한 상황인데 이를 극복하기 위한 과학적 연구가 필요하며 전문가로서 자부심과 부단한 노력도 요구된다.

과제

- 응급의료서비스체계의 인적 구성에 일반인이 포함되어야 타당한 근거를 조사해보자.
- 업무범위의 열기주의와 개괄주의 차이점과 현재 문제점을 정리해보자.
- 응급구조사 명칭의 유래와 문제점을 조사해보자.

6. 신속한 환자평가와 응급처치

(1) 백금분

백금분(platinum minute) 10분과 응급구조사의 관계는 황금시간 60분과 외과의의 관계와 같다. 병원전 환경(pre-hospital setting)에서 환자평가와 응급처치를 완수하기 위한 중요한 단위가 백금분이다. 현장 안전을 확인한 후 10분 내 이송을 시작하기 위해서는 체계적인 환자평가가 필요하다. 초기평가(initial assessment)에서는 환자에게 다가가며 주변상황과 환자상태를 한눈에 훑어본 전반적 소견(general impression)·반응수준·기도·호흡·순환 상태를 근거로 생명을 위협하는 문제를 안정화하면서 이송준비(packaging)를 마쳐야 한다. 드러난 환자의 상태뿐만 아니라 손상 기전(MOI, mechanism of injury)·질환 특성(NOI, nature of illness)을 평가의 기준으로 삼아야 하며 문제를 교정하기 전까지 초기평가를 반복한다. 예를 들면 교통사고에서 동승자 사망 사고인지, 전복사고인지, 주호소가 새로운 문제인지, 악화된 문제인지 등은 중요한 평가의 기준이 된다. 응급환자를 안정화하고 신속한 신체검진·활력징후·징후 및 증상·알러지·투약·병력·섭취 상태·유발 요인 등을 포함하는 적절한 정보를 획득해야 한다.

Scene size-up

- scene safety
- BSI
- MOI or NOI
- number of patients
- additional resources

Initial assessment

- general impression
- mental status
- airway breathing circulation
- priority

1) 손상 기전(MOI)

- 고속 주행 교통사고 환자인가?
- 승객석 충돌의 경우에는 환자의 안전띠 착용 유무, 에어백 작동, 어린이용 안전띠 유무
- 사고 환자가 차량으로부터 튕겨 나온 여부
- 둔상(blunt)이나 관통상(penetrating) 유무
- 열상(laceration)으로 건(tendons)과 신경 손상 유무
- 목의 과신전(hyperextension) 여부
- 사고 환자가 얼마나 높은 곳에서 추락했는지 여부. 3층 이상에서 추락했을 경우 치명률(fatality rate)은 50%

2) 신속한 행동은 시간을 절약한다(FAST, fast action saves time)

아래 환자들은 FAST 경로를 따른다.

심폐정지·주손상·호흡이상·무호흡·질식·울혈성심부전·약물 사고·혼수·천식·발작·쇼크·경추 손상·어린이·학대

3) 관조적이고 병력 지향적인 대응(CHOR, contemplative history-oriented response)

아래 환자들은 CHOR 경로를 따른다.

불안정한 반응·체열·추락·약 부작용·실신 혹은 반응 저하 노인환자, 혈역학적(hemodynamically)으로 불안정(unstable)하지 않은 가슴통증

환자, 생명을 위협하는 호흡이상을 보이지 않는 숨찬 환자, 혈역학적으로 안정적이고 부정맥이 없는 실신 환자(syncope)

(2) 5대 황금률

- 침착하라.
- 문진과 평가에 체계적인 평가방법을 활용하라.
- 최악의 상태를 가정하라.
- 눈에 보이는 것을 넘어서 보고 물어라.
- 충분한 근거가 있을 때 행동지침을 따르고 환자 안정화(stabilization)를 적극적으로 실시하라.

(3) 백금분 목표

- 병원전 상황에서 조기 평가를 위한 실마리를 찾아낸다.
- 단순한 활동 지향적인 접근에서 실질적인 병원전 처치를 위한 감추어진 병력을 찾아낸다.
- 확립된 행동지침의 절차에 따라 신속히 대처한다.
- 짧은 순간에 적절하고 때로는 생명을 구하는 처치방법을 선택하고 실행한다.

과제

- 내·외상, 응급·비응급, 나이에 따른 여러 체계적 환자평가 절차를 정리해보자.
- 내과 및 외상응급환자를 위한 응급의료서비스체계의 설계를 다르게 해야 하는 근거를 조사해보자.

7. 전문성과 교육활동

국가적 이목을 집중시킨 재난이 잇달아 발생하자 응급의료서비스체계의 확립과 응급의료종사자의 전문화에 대한 사회적 공감대가 형성되었다. 이에 따라 「응급의료에 관한 법률」이 제정·시행되어 응급구조사가 제도화되었다. 1995학년도부터 전문대학 11곳에 2년제 응급구조과 교육과정과 행정자치부 소방학교 등에 구급대원 등을 대상으로 하는 양성과정이 개설되었다. 이듬해에 1급응급구조사 347명, 2급응급구조사 363명이 국가자격을 취득하여 전문가 육성을 체계화했다. 1994년 11월에 일부 응급구조사들이 서울특별시 사회단체로 모임을 만들었고 1997년 3월에 보건복지부 사단법인으로 대한응급구조사협회를 창립하여 응급구조사의 전문성 강화와 권익 옹호에 앞장서고 있다.

위 법률에는 응급구조사가 응급환자에 대해 상담·구조·이송 업무를 하고 보건복지부령으로 정하는 범위에서 현장·이송중·의료기관에서 응급처치 하며 직무기술서에는 병원전 응급상황에서 생명유지, 손상악화를 방지하기 위해 현장·이송중·응급의료기관에서 응급의료서비스팀의 일원으로 응급처치를 하는 전문직업인으로 명시하고 있다. 응급구조사는 환자평가와 응급처치 등의 의료적 측면은 물론이고 출동준비·현장출동·현장안전·병원이송·지속처치·환자인계 등의 다양한 활동에 대한 책임이 있으며 환자와 보호자의 요구나 관심을 대변해야 한다.

응급구조사는 모든 사람이 생명의 존엄과 가치를 지키며 건강하고 안전한 삶을 누릴 수 있는 사회를 만들기 위해 모든 사람이 응급상황에 능동적으로 대응하고 안전한 사회 환경을 조성할 수 있도록 교육활동에 앞장서고 있다. 그리고 응급구조사는 응급처치의 적절성을 높여 응급환자의 생존율을 개선하고 예방활동·안전강화·응급처치교육 등을 통해 사회안전망 구축에 기여하고 있다. 응급구조사는 전문교육을 거쳐 국가자격을 취득한 후 의료지식과 기술을 적용할 뿐만 아니라 교육활동에도 참여하고 있다.

과제

- 응급구조사 선서 및 윤리강령의 제정을 위해 거쳤던 방법과 절차를 조사해보자.

8. 법적 책임 및 윤리

「의료법」에 따르면 의료행위는 의료인만 시행할 수 있고 1급응급구조사는 의사로부터 구체적인 지시를 받아 업무범위에 따른 응급처치를 수행할 수 있다. 긴박한 상황에서 통신의 불능시에는 지시 없이 응급처치를 수행할 수 있다. 2급응급구조사와 일반인은 응급상황에서 심폐소생술 등 간단한 응급처치를 할 수 있다.

(1) 업무범위

업무범위(scope of practice)란 처치제공자 응급처치의 범위·한계·제한 등을 정의하는 법규와 윤리적 고려이다. 응급구조사는「응급의료에 관한 법률」, 119구급대원 현장응급처치 표준지침, 근무규정 등에 따른다.

치료기준(standard of care)은 법률·지침·규정 등에 표현된 수용되는 최소한의 치료 수준을 말한다. 처치가 이루어진 상황을 고려하고 처치제공자의 훈련과 경험에 근거해서 기대되는 정도의 수준이다. 이 기준을 넘거나 모자라는 처치는 책임을 지게 될 수 있으나 합당한 처치 후 발생한 문제는 보호를 받을 수 있다.

유기(abandonment)는 방기이며 동등하거나 높은 수준의 치료가 계속되는지를 확인하지 않고 처치제공자–환자 관계를 종결하는 행위를 일컫는다. 일반인이라면 진단이나 환자의 경과를 예측할 수 없으므로 환자의 곁을 임의로 떠날 수 없고 다른 처치제공자가 도착해도 가능하면 계속 치료를 도와야 한다. 환자평가·제공된 치료와 같은 정보 역시 반드시 전달해야 한다. 응급구조사라면 병원 응급실에 도착해서도 담당 의사나 간호사에게 환자와 관련 정보의 인계를 하고 서명을 받아 응급처치의 흐름을 중단시키지 말아야 한다.

과실(negligence)은 수용되는 치료기준으로부터 이탈로 법에 따른 의

무가 있었을 때, 태만이나 과실로 인한 의무 불이행, 의무 불이행으로 인한 손상, 명백한 인과관계가 있었을 경우의 네 가지 조건이 갖춰지면 입증된다.

법에 따른 의무(duty to act)는 훈련수준에 맞는 처치를 제공할 법적 책임으로 안전을 위협하는 요인이 없다면 계속해서 치료를 제공할 의무가 생긴다. 상황이 불확실하면 응급처치를 제공하는 것이 법적 문제를 줄여주며 현장에 존재한 비번 응급구조사의 처치거부는 법적 책임을 지지 않으나 도덕적·윤리적 책임이 있다.

비밀유지(confidentiality)는 환자치료 중에 얻은 병력·상태·처치 등의 정보를 다른 사람들에게 유출하지 않을 의무로 치료에 관련된 의료인이나 검찰·법원의 출두 혹은 환자가 서면으로 동의했을 때는 비밀유지의 의무가 사라진다. 환자 인수를 하는 동료나 응급실의 담당 의사와 간호사에게는 치료를 계속 유지하기 위해 획득한 정보를 알려야 한다.

(2) 동의

동의(consent)란 환자가 처치제공자에게 치료를 허락하는 절차로 응급의료에 관한 설명 동의서를 작성하도록 한다. 환자의 동의 없이 접촉하는 행위(battery)나 환자를 불안하게 만드는 행위(assault)는 문제가 될 수 있는데 정중한 자세로 자신을 알리고 동의를 얻도록 한다. 환자와 가족은 통상적으로 처치를 받아들이므로 동의 절차는 생략된다.

고지된 동의(informed consent)는 환자가 이해하는 방식으로 처치의 위험과 이익을 설명한 후 얻은 동의로 판단능력이 있는 환자에게 자신의 수준, 필요한 처치, 치료거부의 문제 등을 쉽게 설명해야 한다.

사리를 분별할 수 있는 이성적인 성인이 고지된 동의의 절차를 거친 후 자신의 의사로 치료를 거절하는 행위를 치료의 거부(refusal of care)라고 하는데 포기양식(release form)에 거부 발생일시·사유 등을 기록하고 환자, 응급구조사 본인의 서명과 가능하면 목격자의 서명까지 받아야 한다. 이 기록에는 의학적 권고에 반대하여(DAMA, denial against medical advice)라는 문구를 넣는다.

실제의 동의(actual consent)는 의식이 또렷한 이성적인 성인 환자가 응급치료를 받겠다고 말·글·행동 등으로 표현한 동의로 반드시 고지된 동의여야 한다. 어린이가 치료를 거부하고 부모나 보호자가 허락한다면 실제의 동의와 같은 효력이 있으나 어린이의 불안감을 해소하여 치료에 협조를 얻도록 노력해야 한다.

표현된 동의(expressed consent)는 치료를 받고자 하는 환자가 언어적·비언어적으로 표현한 동의로 고지된 동의가 처치제공자의 입장이라면 이것은 환자의 입장이다.

언외의 동의(implied consent)는 환자가 반응이 있고 결정을 내릴 수 있다면 제공된 치료를 바랄 것이라는 가정하에 개시된 치료로 무반응 혹은 지남력이 없는 환자가 관련된 상황에서 발생한다. 반응이 없는 환자에게는 정상적인 동의 절차를 수행할 수 없으므로 바로 처치를 하게 되는데 이 동의의 가정에 근거한다.

미성년자의 동의(minor's consent)는 현장에 없는 부모 혹은 보호자가 법적 미성년자나 정신적으로 지체된 성인 응급환자에게 응급처치의 제공을 동의할 것이라는 가정하에 사용하는 언외의 동의이다.

소생금지 지시(DNR order, do not resuscitate)는 치료거부의 한 형태로 말기 질병의 고통 속에서 소생술로 생명을 연장받고 싶지 않다는 환자 자신과 의사가 서명한 법적 문서다.

「호스피스 완화의료 및 임종과정에 있는 환자의 연명의료결정에 관한 법률」은 병원전 응급환자는 대상이 아니며 병원에서 회생가능성이 없고 치료를 받더라도 회복되지 않으며 급속도로 증상이 악화되어 사망이 임박한 임종과정의 환자(의료기관윤리위원회에서 담당의와 전문의의 판단)

에게 연명의료를 유보 또는 중단하며 변경이나 철회가 가능하다. 물·영양·산소·통증완화를 제공하게 된다. 19세 이상 성인 환자(사전연명의료의향서), 담당의(연명의료계획서), 19세 이상 성인인 배우자·직계존비속 2인 이상(의향서나 계획서가 없고 환자의 의사표현 불가능), 가족 전원(모두 불가능), 미성년자(친권자 확인)에 대한 법적·의학적 확인 절차를 거친다.

(3) 선한 사마리아인 법

응급상황에서 환자를 도우려는 사람들에게 법적 면책을 주기 위해 발전된 법들을 통칭해서 「선한 사마리아인 법(Good Samaritan Law)」이라고 한다. 성경의 누가복음 10장에 나오는 일화로 강도를 만나 손상을 입고 길거리에 쓰러져 있는 사람에게 치료와 숙식을 제공한 사마리아인의 선행에서 유래한 이 법은 자신의 능력에 맞는 처치를 좋은 의도로 최선을 다해 제공했다면 처치제공자의 책임을 묻지 않는다. 그렇지만 소송의 제기를 막지는 못하고 중대한 과실이나 법적 책임이 있는 처치제공자는 보호를 받지 못한다.

「응급의료에 관한 법률」에 따르면 응급의료종사자나 응급처치제공 의무자가 업무수행 중이 아닐 때이거나 일반인이 생명이 위급한 응급환자에게 응급처치를 제공하여 발생한 재산상 손해와 사상에 대해 고의 또는 중대한 과실이 없는 경우에는 민사책임과 상해에 대한 형사책임을 지지 않으나 사망에 대한 형사책임은 감면받는다. 많은 응급환자는 지체된 전문치료보다 초기의 기본처치를 더 필요로 하며 예후도 향상되므로 우리나라도 이와 같은 규정을 도입하여 응급환자와 가까이 있는 누구라도 법적 부담 없이 초기 응급처치를 할 수 있도록 하고 있다.

과제

- 응급구조사나 일반인이 응급처치와 관련해서 겪을 수 있는 법적·윤리적 문제를 정리해보자.
- 다른 나라의 「선한 사마리아인 법」을 조사해보자.

9. 역할 및 책임

응급구조사는 환자평가와 처치는 물론이고 출동준비·현장출동·환자이송·환자인계뿐만 아니라 응급처치 교육 등 다양한 활동을 한다.

(1) 개인 안전

환자에게 접근하기 전이나 처치 제공 중에 응급구조사가 손상을 입는다면 환자를 돕지 못하게 될 수 있다. 그러므로 개인 안전은 최우선의 책임이다. 위험요소에는 사람·동물·불안정한 건물·화재·폭발 등 다양하며 항상 위험에 대비한다.

(2) 동료 현장인 환자의 안전

위험은 동료나 현장인, 환자에게 생길 수 있다. 투철한 직업의식을 갖고 이들의 안전에 항상 주의를 기울인다.

(3) 환자평가

환자의 문제를 찾거나 예견하는 환자평가는 적절한 응급처치 및 목적병원으로의 신속한 이송을 가능하게 해준다.

(4) 환자처치

현장에서 필요한 치료는 단순한 감정적 위로부터 심폐소생술·제세동 등 다양하다. 정확한 평가에 기초해서 질병이나 손상을 처치한다.

(5) 들기와 옮기기

자주 하는 중요한 임무는 환자이송과 관련된 들기와 옮기기이다. 응급구조사의 손상 방지와 안전한 환자의 이동을 위한 방법을 몸에 익힌다.

(6) 이송

치료가 가능한 병원으로 구급차를 적절하게 운행하는 것뿐만 아니라 유무선 보고를 통해 이송 환자를 처치한다.

(7) 인계

사고 현장의 상황, 환자평가 및 처치 중요 정보, 다른 적절한 내용을 대면보고와 구급활동일지를 통해 병원 치료와 연계되도록 한다.

(8) 환자 옹호

응급구조사는 환자와 보호자의 요구나 관심사를 대변한다.

과제

- 그 밖의 응급구조사 임무와 책임을 조사해보자.

10. 전문성 유지

직업 진입의 제한성, 직무 활동의 배타성이 있으므로 전문가로서 자율적인 제어능력을 갖추고 활동에 임해야 한다. 나아가 파편화된 전문지식에 묻히지 않고 사회구성원으로서 현실에 눈감지 않는 건전한 윤리의식을 바탕으로 생활해야 한다. 응급구조사 직무를 충실히 수행하기 위해서는 아래의 특성을 길러야 한다.

(1) 신체적 특성

임무를 수행할 수 있는 건강과 체형을 유지해야 한다. 환자 이동과 처치를 위한 체력·시력·색각·청각·언어 능력 등을 갖추어야 하며 몸에 이상이 생기면 바로 치료받거나 교정해서 임무 수행에 지장이 없어야 한다. 약한 몸은 손상 및 감염의 감수성을 높인다.

(2) 인격적 특성

1) 호감

좋은 인상으로 환자(보호자)를 진정시키고 용기를 주는 사람

2) 진실성

마음을 다해 환자(보호자)의 감정과 상황을 이해하고 행동하는 사람

3) 협동심

동료와 협조하고 환자(보호자)에게 믿음을 주어 협조를 끌어내는 사람

4) 자발성

규정에 따라 임무를 주도하고 임무를 완수하는 사람

5) 지도력

현장을 통제하고 필요한 치료제공을 위해 현장의 지휘를 완벽히 수행하는 사람

6) 안정적 감정

현장의 힘든 일을 극복해 필요한 처치를 하고 남은 불편한 감정을 삭일 수 있는 사람

7) 청결

환자(보호자)에게 믿음을 주고 오염이나 감염의 가능성을 줄일 수 있는 깨끗하고 깔끔한 사람

8) 도덕성

환자(보호자)가 자신의 몸이나 재산을 보호할 수 없는 상태에서 믿고 따를 수 있는 사람

9) 자기 통제력

흡연이나 과도한 음주 등을 제어해 부적절한 처치의 가능성을 줄이고 환자(보호자)에게 불편을 주지 않는 사람

10) 대화 능력

적절하게 대화를 이끌어 환자(보호자)에게 표현할 수 있는 자신감을 주며 환자(보호자)를 흥분하게 하거나 환자(보호자)의 신뢰감을 떨어뜨리는 대화를 피하는 사람

11) 경청

공감하는 태도를 지니고 측은지심으로 환자(보호자)에게 귀를 기울이는 사람

(3) 대화 기법

응급구조사는 처치자·조력자·지도자뿐만 아니라 교육자로서 역할을 맡게 된다. 의사소통은 응급구조사의 임무를 구성하는 중요요소이고 도움을 주는 최선의 수단이다. 환자(보호자)에게 처치 이유를 설명하고 환자(보호자)가 해야 할 일을 알려주는 임무를 수행하기 위해서는 효과적인 의사소통이 필수적이다. 다양한 출동의 급변하는 상황에 대응하기 위해서는 의사소통의 유연성·융통성을 발휘해야 한다. 훌륭한 응급구조사는 잘 듣는 응급구조사이며 잘 듣는 응급구조사는 환자의 입장을 아는 풍부한 경험을 지닌 응급구조사이다.

1) 첫인상은 복장, 구급차, 차분하고 조직적이며 자신 있는 태도에 의해 좌우된다.
2) 위기에 처한 낯선 사람의 삶에 들어간다는 것을 명심한다.
3) 정중한 호칭을 사용한다.
4) 눈을 맞추어 환자의 상태를 파악하고 환자의 눈높이에 맞게 자세를 취한다.
5) 적절한 가벼운 접촉은 환자와의 교감을 높일 수 있으나 assault&battery의 문제를 일으킬 수 있음을 명심한다.
6) 몸짓 등 비언어 의사소통 방법을 활용한다.
7) 환자를 존중하고 위로를 주는 방법은 잘 듣는 일이다.
8) 환자·가족(보호자)·구경꾼·경찰관·소방관·동료·간호사·의사는 정보원이 된다.

9) 현장접근 시에는 환자에 대한 집중 때문에 터널시야를 가질 수 있으므로 전체 현장을 주시한다.

10) 환자의 눈빛·몸짓·어투·목소리 등으로 환자의 감정 상태를 알 수 있다.

11) 위기에 처한 사람은 자기보호 본능 때문에 쉽게 마음을 열지 않을 수 있다.

12) 편안하게 느끼는 거리는 모르는 사람 3.6 m, 사회적으로 아는 사람 1.2 m−3.6 m, 개인적 공간 47 cm−1.2 m, 친숙한 사람 47 cm 정도이다(상황·성별·나이 등에 따라 달라짐).

13) 만약의 상황에 대비해 탈출로를 염두에 둔다.

14) 환자에게 제공되는 중재의 80 %는 대화(lip service)이다.

15) 환자가 알 수 있는 용어를 사용한다.

16) 열린 질문(무슨 일이 있었습니까?)과 닫힌 질문(마지막에 먹은 음식은 무엇입니까?)을 적절히 활용한다.

17) 환자 자신의 언어로 답변하도록 돕는다.

18) 감정적·정신적 영향을 받는 환자·노인·어린이·약물(알코올) 중독자·응급구조사의 권위를 무시하는 환자·임종 환자 등과는 의사소통이 어려울 수 있음을 이해한다.

19) 말하면 안되는 예(단정·명령)

- 저는 당신의 기분이 어떤지를 압니다.
- 시간이 지나면 모든 상처는 치유될 것입니다.
- 당신은 이 상황을 극복하게 될 것입니다.
- 당신은 소중한 추억에 관심을 집중해야 합니다.
- 사랑했던 사람이 없었던 것보다는 비록 돌아가셨으나 사랑했던 사람이 있었던 것이 낫습니다.
- 당신보다 못한 처지의 사람은 어디에나 있습니다.

– 당신은 당신의 삶을 살아야 합니다.

20) 말해도 되는 예(이해·공감)

– 죄송합니다.

– 이 상황은 대부분 사람의 생각보다 어렵습니다.

– 대부분 사람이 당신이 겪고 있는 것과 비슷한 반응을 거쳤습니다.

– 제가 당신의 입장이라면 저 역시 매우 ○○○하겠습니다.

– 제가 당신을 위해 더 도와드릴 일이 있는지 확인하겠습니다.

과제

- 그 밖의 유능한 응급구조사의 특성을 생각해보자.
- 열린 질문과 닫힌 질문, 그 밖의 질문을 활용하는 방법을 정리해보자.

11. 처치제공자의 안녕

긴급한 상황에서 빠르게 임무를 수행할 때, 부적절한 이송법은 환자뿐만 아니라 구조자의 손상을 초래한다. 자신의 부상을 방지하고 환자를 안전하게 이동시키기 위한 적절한 환자이송 방법은 아래와 같다.

(1) 인체 역학(body mechanics)

환자 들기(lifting)와 이동(moving)을 효과적으로 하는 인체의 적절한 이용이다. 환자나 물체를 들 때 아래 사항들을 적용한다.

- 대상의 무게와 추가적인 도움의 필요성을 사전에 고려한다.
- 자기와 동료의 힘과 육체적 제한(신장·힘)을 고려한다.
- 보조를 맞추는 신호나 대화를 한다.
- 안정되고 평평한 바닥에 어깨넓이로 발을 벌리고 자리를 잡는다.
- 허리가 아닌 다리를 사용해 환자를 든다.
- 환자를 들 때 비틀거나 다른 방향으로 힘을 쓰지 않는다.
- 계단에서는 가능하면 의자형 들것을 사용한다. 이때 허리는 곧게 유지하고 무릎을 굽혀 내려간다. 뒷걸음 시에는 보조자에게 도움을 요청한다.
- 대상을 몸 가까이 유지한다.
- 한 손으로 들 때 무리하지 말며 다른 쪽에 기대지 말고 허리를 곧게 편다.
- 환자를 들 때 들것의 균형을 유지하기 위해 언제나 짝수의 구조자가 참여해야 한다.
- 손바닥의 접촉면을 최대한 늘리고 모든 손가락을 같은 각도로 굽히며 양손은 적어도 30 cm 이상 벌린 강력 잡기(power grip)를 한다.

– 들어 올리는 물체에 가까이 웅크린 자세로 평탄한 바닥에 발을 벌리고 중심을 약간 뒤에 둔다. 둔부를 들기 전에 상체를 바로 편 자세로 올리는 강력 들기(power lift·squat lift position)를 한다.

환자를 밀거나 당길 경우
– 가능하면 민다.
– 등을 바르게 고정한다.
– 머리 위로 밀거나 당기지 않는다.
– 대상이 허리 아래에 있다면 무릎을 꿇고 밀거나 당긴다.
– 대상을 몸 가까이 유지한다.
– 무릎을 굽혀 인체의 중앙에서 당긴다.
– 몸에 양팔을 붙이고 팔꿈치를 굽힌다.

환자에 팔을 뻗을 경우
– 등을 바르게 고정한다.
– 뻗을 때 비틀지 않는다.
– 몸에서 40–50 cm 이상 뻗지 않는다.

(2) 환자이송

구조자의 안전을 확보하면서 환자를 안전하게 이송하기 위해서는 현장 위험·환자상태·장비특성 등을 고려하여 이송방법을 선택해야 한다.

1) 긴급 이동

급히 환자 이동을 해야 하므로 외상환자의 손상악화 문제가 따른다. 언제나 가능하면 축의 방향·곧바른 앙와위·머리 쪽으로 끌어야 한다. 끌기는 들 수 없거나 걷지 못하거나 척추보호가 필요한 환자에게 적용하는데 이동속도가 느리고 힘이 더 든다. 이동은 들 수 있거나 걸을 수 있거나 척추보호가 필요하지 않은 환자에게 적용하는데 이동속도가 빠르고 힘이 덜 든다.

- 현장이 위험할 때(화재·폭발·전기·화학물)
- 생명을 위협하는 외상에서 재위치 필요(심폐소생술·위험 출혈지혈)
- 환자를 옮김(생명을 위협받는 환자에 접근)

1인 끌기

- 소방관·어깨·옷·다리·담요·내리막

1인 이동

- 부축·안기·업기·매기·소방관

2인 끌기

- 침대포·들것

2인 이동

- 부축·소방관·사지

2) 응급 이동

응급 이동과 비슷하나 척추 손상 악화 방지를 위한 절차를 수행한다. 누워있는 환자의 척추 손상이 의심되면 통나무 돌리기(log roll)를 사용해서 앙와위로 척추보호대(LBB, long back board)에 올린 후 구급차 들것(wheeled ambulance stretcher)에 싣는다. 앉아있는 환자나 차량의 상태가 위험할 때 경추 부목이나 KED의 적용 없이 손으로 고정하면서 척추보호대에 올리며 차량에서 신속한 구출을 할 때 사용한다.

- 환자의 상태(쇼크·혼미·호흡이상)을 처치하기 위한 이동
- 환자의 상태를 저하시키는 요인(열기·냉기)이 있을 때

3) 비응급 이동

현장에서 여유가 있다면 환자를 안전하게 들것에 고정하고 추가적인 손상 방지를 위해 필요한 부목을 적용한 후 이동한다.

척추보호대

– 일반적으로 적용
– 통나무 굴리기
– 경추보호장치
– 고정끈 고정장치
– 척추보호판·긴척추보호대·LBB·LSB

분리형 들것

– 통나무 굴리기 시행이 힘든 경우 척추보호대 보조
– 척추보호대보다 휴대 간편
– 경추·척추보호가 어려움
– 환자억제용
– 국자형 들것

가변형 들것

– 유연하여 휴대 간편
– 좁은 곳에서 적용 가능
– 경추·척추보호기능 약함
– 공기압유지를 위한 장비보호

계단형 들것

- 일자 들것에서 의자형으로 접힘
- 손잡이·바퀴
- 계단과 좁은 곳
- 경추·척추고정 안됨
- 3인의 구조자
- 의자형·아파트형 들것

휴대용 들것

- 가볍고 휴대하도록 접힘
- 손잡이·바퀴
- 1인 운반자
- 지상에서 20 cm 정도 높이
- 다수사상자 발생에 활용
- 접이형 들것

바구니형 들것

- 거친 지면·눈·수직 구조에 활용
- 다른 고정 들것과 함께 사용
- 대나무·철망·플라스틱 재질

짧은척추고정판

- 앉아 있는 외상환자 구조에 사용
- 영아·소아 척추고정판 활용
- 바닥이 푹신한 곳에서 가슴압박 적용
- 반척추고정판·SSB·SBB

구급차 들것

– 구급차에 탑재된 장비

– 휴대용 처치장비를 싣고 최대한 접근

– 의자형 들것으로 변용

– 주 들것·바퀴 들것

(3) 구급대원의 감염관리

모든 재사용 장비는 세척(cleaning)·소독(disinfection)·멸균(sterilization) 가운데 하나 이상의 과정을 거친다. 세척은 세제와 물을 사용하여 이물질을 제거하는 기본적인 과정으로 소독, 멸균 전에 실시한다. 소독은 특정 소독제나 염소계 표백제 100:1 용액을 이용하여 병원성 미생물을 사멸시키는 과정으로 비침습적 처치장비에 적용한다. 멸균은 화학멸균제, 고압증기나 에틸렌옥사이드 가스(EO gas)를 이용하여 병원균·비병원균·포자를 사멸시키는 과정으로 침습적 처치장비에 적용한다. 표준작전절차에 따른 구급대원의 감염관리 표준지침은 아래와 같다.

1) 현장 구급활동 과정

모든 환자와 접촉할 경우 일반적 주의절차 준수

– 환자의 혈액·생체분비물·조직은 잠재적으로 감염성 보유

구급대원은 각 상황에서 최대한의 개인보호장비 착용

– 환자가 감염성 질병이 있다는 것을 의미하지는 않음을 공지

– 현장을 떠난 뒤에 제거

– 감염 우려가 있는 환자라고 판단될 경우 빨리 제거

– 제거한 개인보호장비는 물이 새지 않는 통에 보관

구급대원은 가급적 생체분비물의 튀김·분출 최소화

현장상황 대처에 필요한 최소인원을 투입

–필요하지 않은 구급대원은 감염으로부터 안전한 거리 유지

손씻기

–개인보호장비를 벗은 후, 환자를 접촉한 후 매번

–잠재적인 감염성 물질을 취급한 경우 장비세척 및 소독 후

–화장실을 이용한 후, 식사하기 전, 음식을 준비하기 전후

–비누로 손을 씻을 때는 10–15초 동안 씻음

현장에서 물과 비누를 사용할 수 없는 경우

–물 없이 씻는 세제 활용, 귀소 후 물과 비누로 즉시 씻음

현장에서는 식사·음료수 섭취·흡연·콘택트렌즈 착용·화장 등 금지

주사바늘·날카로운 물체

–의료폐기물 용기에 바로 버림

날카로운 물체 담은 용기는 현장에서 쉽게 접근할 수 있어야 함

주사바늘 사용 후 처리

–다시 뚜껑을 닫지 않음(가장 흔한 질병 혈액 노출 경로)

–다시 구부리지 않음, 부수지 않음, 주사기와 분리하지 않음

가능하면 일회용 소생장비 사용

심폐소생술 할 때의 소생장비

–일회용 백밸브마스크, 일회용 안면마스크

–한 방향 밸브가 있는 일회용 포켓마스크

–입 대 입 인공호흡(최후의 수단)

공기 감염성 질환 의심환자 환자이송

–마스크나 방진마스크 착용, 구급차 창문을 열고 환기시설 가동

환자의 비밀보호

–현장에서 어떤 의료정보도 누출 금지

–언론에 대한 정보제공은 소방기관의 공보관에 의해 전달

감염 가능성이 있는 모든 환자
– 보호장비 폐기, 가능한 재사용 금지

2) 감염환자 감염관리

– 깨끗한 작업복 착용
– 외과용 마스크 착용 및 환자에게도 착용
– 출발하기 전에 필요한 기본 장비만 구급차량에 적재
– 가급적 일회용 장비 사용
– 소독된 포로 상처를 감싸고 소독된 침대보로 환자를 감쌈
– 장갑, 근무복을 벗을 때는 안과 밖을 뒤집음(오염물의 확산을 최소화)
– 구급차량은 항상 청결상태 유지, 모든 분비물·내용물은 물로 즉시 세척 후 소독

오염된 바늘·수술칼·날카로운 기구 사용주의
– 사용한 바늘은 그대로 주사바늘을 버리는 폐기물통에 즉시 버림
– 부득이 바늘 뚜껑을 씌워야 할 때는 한 손으로 조작

응급소생술이 예상되는 경우
– 백밸브마스크와 구인두기도기 준비

피부염이나 피부에 상처가 있는 구급대원
– 환자를 가급적 직접 만지지 않음, 환자 검체를 다루는 일 자제

오염된 바늘·수술칼·날카로운 기구 사용주의
– 사용 후 소각할 수 있는 일회용 장비·물품 사용
– 재사용할 수 있는 것은 깨끗이 소독 후 사용

환자를 처치할 때마다 손을 철저히 세척
– 가급적 항균성 비누와 마찰제 사용

오염·감염된 장비는 철저히 처리
– 환자에게 사용된 것: 이중 용기(봉투·봉지)에 담아 의료폐기물 용기에 처리

– 소독용 비누(세제)로 세척(부목·경추고정장비·들것)

– 소독용 압력기에 넣어 소독(백밸브마스크·마스크)

– 일광소독(침대·침대받침)

– 감염병 환자에 노출된 의류는 모두 세탁

– 뜨거운 비눗물로 세탁 후 건조, 다른 세탁물과 함께 세탁 금지

– 매일 깨끗한 의류 사용

최적의 건강상태 유지

3) 병원체 감염관리

– 노출된 부위를 비누를 사용하여 깨끗하게 세척

– 다른 대원과의 격리

– 안전센터장에게 즉시 보고

유해물질 등 접촉보고서 작성

– 주사바늘에 찔리거나 잠재적으로 감염원에 의해 베인 경우

– 혈액 또는 기타 잠재적으로 감염원이 눈·점막·상처에 튄 경우

– 포켓마스크·일방향 밸브 없이 입 대 입 인공호흡 실시한 경우

– 구급대원이 느끼기에 심각하다고 판단되는 기타 노출

– 자료첨부(활동 세부내용·감염경로·사용한 개인보호장비에 관한 사항)

안전센터장은 보고서를 검토, 소방서장(주무과장)에게 보고

소방서장이 보고서를 검토 후 감염의 가능성이 있다고 판단되는 경우

– 응급의료센터(기관)의 의료인이 검사를 받도록 즉시 조치

– 병원으로 이송된 감염병 환자를 추적

– 병원에 감염성 질병에 노출되었음을 통보, 감염성 질병의 판정을 요청

– 의료기관에 감염병 환자 정보 요청

– 해당 감염병 환자를 이송한 구급대원 즉시 검사 조치

– 노출된 구급대원에 대해 장기간 발병 여부 관리

–질병관리청과 관계 기관에 통보, 협의 및 구급대원 추적 검사

구급차로 이송된 환자가 공기·혈액 감염성 질병 진단받은 경우

–질병관리청과 관계 기관에 통보하도록 협의

–통보를 받았을 경우 해당 구급대원 추적 검사받도록 추진

4) 장비소독 및 교체

–세척과 소독은 가급적 빨리 시행

–구급차 내부(테이블·벽·장비 등) 오염되었을 경우 철저히 청소·세척

–염소계 소독제 락스 원액 1 ml+물 99 ml의 비

–혈액·오염물 다량 존재할 경우 원액 1 ml+물 9 ml의 비

–4급 암모늄 화합물, 페놀계통

–오염물질이 많이 있으면 소독제 효과 감소하므로 먼저 세척

–모든 청소는 먼지를 유발하지 않는 방법으로 시행

청소에 사용되는 걸레

–1:10의 비(락스 원액 1 ml+물 9 ml)로 희석한 용액에 30분간 담가서 소독하는 것이 필요

오염된 장비는 반드시 소독실에 저장

일회용 장비·생물학적 위험성 있는 폐기물

–용기에 담아 생물학적 위험물질 보관 장소에 저장

–전용 용기는 환경부 장관이 고시하는 검사기준에 따른 용기만 사용

–비닐의 2/3 이상 채우지 않도록 하고 단단히 묶어서 운반

날카로운 물체를 담은 용기

–뚜껑을 닫아 생물학적 위험물질 보관 장소에 저장

오염된 장비나 물체와 접촉할 경우

–항상 장갑 착용, 누출이나 튀는 것이 예상되면 기타 개인보호장비 착용

세척이나 소독 중 금지행위

–음식을 먹거나 물을 마시는 행위, 담배를 피우는 행위

–콘택트렌즈를 만지는 행위, 화장하는 행위

세척·소독을 할 때 제조사의 지침 준수

–소독은 정해진 소독제 사용

차량 내 소독기가 장착된 경우 귀소 즉시 소독

분비물에 오염된 시트

–병원이송 및 귀소 즉시 소독

오염된 작업복

–깨끗한 것으로 갈아입음

–안전센터 내에서 뜨거운 물로 세탁(가정세탁 금지)

–세제를 넣고 71 ℃ 이상에서 25분간 세탁(대부분의 병원성 미생물 제거)

분비물이 몸에 묻은 경우는 샤워

소독 중에 발생한 감염성 폐기물

–용기에 담아 생물학적 위험성 폐기지역에 보관

고장 장비를 정비하기 위해 보낼 때는 미리 소독한 후 보냄

(4) 스트레스 관리

스트레스(stress)란 말은 고대 라틴어에서 유래했다. 이 말은 힘·압력·긴장 등을 뜻했으나 오늘날에는 스트레스를 위협·도전·변화에 대한 반응, 정신적·육체적 각성의 상태 등으로 정의하고 있다. 즉 스트레스는 스트레스 요인(stressor)에 대한 반응이 된다. 연구에 따르면 많은 수의 사망이 과도한 스트레스와 연관된 질병에 의한 것으로 밝혀지고 있다. 대부분 사람도 건강·성격·일·가족 등에 파괴적 힘으로 나쁜 영향을 주는 스트레스의 부정적인 면(distress)을 알고 있다. 반면에 적당히 통제된 긍정적 스트레스(eustress)는 생산성과 창의성을 높이고 우리 삶에 활력소가 된다.

1) 스트레스 형태

스트레스는 개인과 상황에 따라 작용하며 그 영향도 차이가 있으나 일반적으로 느끼는 스트레스 요인들은 아래와 같은 종류로 나눌 수 있다.

개인적 요인인 다른 사람에게 '아니오'라고 말할 수 없는 것, 다른 사람을 도울 수 없을 때의 죄책감, 비판에 대한 감수성, 자신에 대한 과도한 기대, 실수와 임무 미수행에 대한 죄책감 등과 같은 일반적 스트레스 요인 이외에 직업 특성에서 오는 많은 스트레스에 직면하게 된다. 소음·먼지·소란·혼잡·날씨·협소한 공간·신속한 대응의 압력·신속한 판단·경광등·경보음 등은 환경 스트레스 요인들이고 사람들과 접촉에서 생기는 문제인 가족 관계·동료와 불화·병원 관계자 불친절·중독 환자·학대 환자·현장의 매체 등은 사회심리적 스트레스 요인이다.

이와 같은 스트레스 요인 단독으로는 주 스트레스 반응(major stress response)을 일으키기 충분하지 않으나 합쳐질 때, 그 효과는 파괴적이다. 개인의 스트레스 대처 능력이 손상되면 사소한 스트레스들은 누적되기 시작한다. 사소한 스트레스 요인들의 누적 효과(pileup effect)는 주 스트레스 해소 절차의 경험으로 쉽게 대체되거나 극복될 수 있다.

심한 스트레스를 집단적 형태로 돕는 조직 내의 프로그램인 중대사고 스트레스 해소(CISD, critical incident stress debriefing)를 이용해서 과도한 스트레스를 풀 수 있다.

2) 스트레스 측정

스트레스는 조용히 진행되어 해소하기 전에 육체적·정신적 피해를 줄 수 있다. 악조건에 많이 노출되는 응급구조사들은 수시로 자신의 스트레스를 알아볼 필요가 있다. 스트레스의 강도를 정확히 파악하기 위해서는 수치로 계량화하는 것이 중요하다. 제시된 간편한 측정 도구를 이용하여 스트레스 정도를 스스로 점검할 필요가 있다.

스트레스에 대한 지식을 알려면 아래에 참이나 거짓으로 답한다.
- 스트레스를 느끼는 사람들은 성질을 낸다.
- 스트레스는 언제나 자각된다.
- 신체 활동은 스트레스에 대한 저항을 약화시킨다.
- 스트레스는 언제나 나쁘다.
- 스트레스는 불쾌한 문제를 일으킬 수 있으나 적어도 사망 원인은 아니다.
- 스트레스는 약으로 조절된다.
- 직장과 관련된 스트레스는 가정에 영향을 끼치지 않는다.
- 스트레스는 심적이지 신체적이 아니다.
- 스트레스는 제거될 수 있다.
- 생활 스타일을 완전히 바꾸지 않는 한 스트레스에 대응할 수 있는 일은 없다.

정답은 모두 거짓이다.

인간형(A or B)을 알기 위한 아래 질문에 해당하면 표시를 한다.
- 항상 빠르게 움직이고 걷고 먹는다.
- 한 문장의 마지막 몇 단어를 빠르게 말한다.
- 일이 진행되는 속도를 참지 못한다.
- 다른 사람의 말을 자주 끊는다.
- 교통이 막힐 때 심하게 흥분한다.
- 다른 사람이 하는 일을 참고 보기 어려워 그 일을 빠르게 해버린다.
- 재미있는 소설의 요약을 흔히 찾아본다.
- 많은 생각에 빠지고 동시에 2개 이상의 사고나 행동을 한다.
- 직장 밖에서도 일 문제로 생각에 잠긴다.
- 다른 사람의 말에 귀 기울이는 척하지만 다른 생각에 잠긴다.

– 쉴 때 죄책감을 느낀다.
– 주위를 감상할 시간을 내지 않는다.
– 바쁜 생활에서도 계획을 더 세우려고 한다.
– 압박감을 만성적으로 지니고 있다.
– 자신과 비슷한 사람에게 도전하고자 한다.
– 다른 사람이 눈치채지 못하는 자신의 공격적 행위를 인식한다.
– 대화 중 자주 주먹을 쥔다.
– 책상을 손으로 치거나 요점을 강조하기 위해 다른 사람을 건드린다.
– 습관적으로 이를 악물거나 간다.
– 자신의 성공은 다른 사람보다 빠른 임무 완수 때문이라 믿는다.
– 자신과 다른 사람의 활동을 점수로 평가한다.

표시한 수가 7 이하이면 A형 성격일 가능성이 적고 8에서 12 사이는 A형 성격 성향이 있고 13 이상은 A형 성격이다.

일과 직장 스트레스 요인에 관한 아래 질문에 전혀; 1점, 아주 가끔; 2점, 가끔; 3점, 보통; 4점, 자주; 5점, 아주 자주; 6점, 항상; 7점으로 답한다.
– 나는 불필요한 많은 잡무를 한다.
– 내 일의 목표는 명확하지 않다.
– 일을 처리하기 위해 집까지 가져간다.
– 내 일은 따분하다.
– 나는 사람들에게 책임이 있다.
– 나는 시간 내에 끝내기 어려운 일로 압박받는다.
– 나는 너무 바쁘다.
– 나는 직장에서 승진할 충분한 기회가 없다.

- 여러 사람이 아닌 나에게 집중된 책임이 있다.
- 나는 내 일을 더 잘하기 위한 권한을 갖고 있지 않다.
- 내 일은 너무 어렵다.
- 내 일은 너무 통상적이다.
- 나는 다른 사람들의 직장·생명·안전에 영향을 줄 결정을 내려야 한다.
- 내 일을 할 충분한 시간이 없다.
- 내 직장 환경은 보통 이하이다.
- 나는 직장에서 정체 상태에 있다.
- 나는 2인 이상으로부터 상충하는 요청을 받는다.
- 나는 기대에 부응하지 못한다.
- 나는 직장에서 너무 많은 책임을 맡고 있다.
- 내 일은 너무 쉽다.
- 나는 다른 사람이 문제를 푸는 것을 도와줄 책임이 있다.
- 나는 쉴 시간이 없다.
- 내 직장 상황은 다른 직장 상황과 같지 않다.
- 나는 미래가 없는 일을 하고 있다.

부여한 점수의 합이 24-60점이면 위험이 거의 없고 61-96점이면 위험하고 97-132점이면 위험이 많고 133-168점이면 위기이다.

3) 스트레스 과정

뇌가 스트레스 자극을 인지했을 때 인체는 심리적·생리적 각성인 경보반응(alarm reaction)을 나타낸다. 각성이 되면 요구에 대처하는 여러 해소방법을 동원해서 저항(resistance)한다. 더이상 저항할 수 없는 경우에는 탈진(exhaustion) 상태가 되고 다음 스트레스에 반응하기 위해 휴식과 회복(rest&recovery)을 거치게 된다. 회복 단계가 없거나 부적당한 휴식을 한다면 업무 능력이 떨어지게 되고 건강과 수명에 악영향을 끼친다.

구급대원은 구급대에서는 출동 때보다 이완된 활동을 한다. 청소·정돈·소모품 적재 등 구급대의 사소한 일을 하거나 운동·TV 시청 등을 한다. 출동 벨이 울리면 환경은 확연히 변한다. 경보음·신호·전화·무선 지시는 구급대원의 활동 수준을 급격히 바꾼다. 상황실대원의 지시에 재빠르게 구급차로 달려가서 출발해 임무를 시작한다. 근육은 긴장하고 동공은 확대되며 호흡은 빨라진다. 경보음만으로도 심박동수와 혈압을 급격히 올리는 요인으로 알려져 있다. 대원의 마음은 출동에 관련된 활용 가능한 모든 정보를 모으려 집중하고 현장 임무를 위한 최선의 상태를 준비하려는 절차를 빠르게 진행한다. 이 순간에 스트레스는 긍정적으로 작용하지만 적절한 휴식과 회복 단계가 없는 계속되는 출동은 부정적 스트레스로 작용해서 응급구조사나 환자에게 나쁜 결과를 초래한다.

4) 소진

과도한 업무나 학업에 지쳐 자기 혐오감·무기력증·불만·비관·무관심 등이 극도로 커진 상태로 의욕·동기를 잃어버린 극단적인 스트레스 상태이다. 소진(burnout) 상태는 일반적인 스트레스 해소법으로는 해결되지 않는다.

소진 과정

1985년 헤르베르트 프로이덴베르거와 게일 노스(Herbert Freudenberger&Gail North)는 소진의 과정을 열두 단계로 구분했다. 열두 단계가 순서대로 나타나는 것은 아니다.

자신 증명의 강박

직장에서 자신의 능력을 증명하고자 하는 과도한 욕망을 갖는다. 욕망의 표출에서 시작되지만 강박이 되어 힘든 상태로 몰아간다.

과도한 업무

자신과 맞지 않아도 자신을 조직에 맞추기 때문에 개인이 지닌 기대 수준이 높다. 기대 수준을 충족하고자 평소보다 더 일에 몰두하려고 한다. 시간이 지나면 일뿐만 아니라 자신과 관련된 모든 것에 강박을 느끼기 시작한다. 다른 사람의 도움 없이 혼자서 많은 일을 처리하려고 하는 경향이 있다.

욕구 무시

일에 모든 것을 바치기 때문에 다른 것에 쏟을 여유와 에너지가 없다. 친구·가족·음식·수면 등의 기본적인 욕구를 불필요하거나 중요하지 않은 것으로 여긴다.

갈등의 이동

현재 자신이 하는 일이 잘못된 것임을 알지만 문제의 근원을 보지 못한다. 이것이 위기가 되고 삶의 위협 요소로 이어진다. 부정적인 신체 증상이 나타나기 시작한다.

가치의 수정

갈등을 피하려고 홀로 지내며 기본적인 신체 욕구를 부정하는 상태이다. 모든 에너지를 일에 뺏겨서 친구를 만나거나 취미 생활을 하는 등 보통 사람들이 가치 있다고 여기는 행동을 할 여지가 남아 있지 않다. 자신이 하는 일이 새로운 가치가 되고 그것만을 추구한다. 감정적으로 무뎌지고 다른 가치에 무감각해진다.

문제 거부

편협해져서 타인들과 어울리는 사회적인 활동을 좋아하지 않는다. 불가피하게 사회적 접촉을 해야 할 때가 있는데 참을 수 없는 일이 된다.

공격적이고 빈정대는 속성을 가진 사회적 외톨이가 된다. 행동을 바꿔야 하지만 시간 압박과 자신이 해야 할 일에 대해 불평을 늘어놓을 뿐이다.

철회

사회적 접촉을 최소화하려 한다. 사람들로부터 고립되어 벽과 같은 존재가 된다. 강박적으로 일하는 것에서 벗어나려고 술이나 약물을 찾게 된다. 희망이 없다고 느끼고 삶의 방향을 상실했다는 생각을 한다.

행동의 변화

동료·가족·친구 등 비교적 친밀한 사람들이 알아챌 정도로 행동의 변화를 보인다.

비인간화

개인적 욕구를 따르지 않기에 자신과의 접촉을 잃게 되고 이로 인해 스스로 가치를 상실한다. 자신뿐만 아니라 타인도 가치 있는 존재가 아니다. 삶을 보는 시각은 좁아져 오직 현재만을 바라보며 살아간다. 삶은 기계적으로 기능하는 것들의 연속일 뿐이다.

내적 공허함

내면이 비었다고 느낀다. 이를 극복하려고 과식·성·술·약물에 빠져든다. 이러한 활동들은 삶을 위협하는 수준에 이른다.

우울증

소진은 우울 증상을 포함하고 있다. 지치고 희망이 없고 무관심하고 무기력하다. 미래에 자신을 위한 것이 아무것도 없다고 믿으며 삶의 의미가 없다고 여긴다. 일반적인 우울증 증상이 나타난다.

소진 증후군

육체적·정신적으로 무너진 상태이다. 극단적인 경우(우울증 관련) 상황에서 벗어나고자 자살 시도를 할 수 있다. 소수의 사람만이 실제로 자살에 이른다.

소진 속성

1996년 크리스티나 매슬랙과 수잔 잭슨(Christina Maslach&Susan Jackson)은 소진을 정서적 고갈·비인간화·개인의 성취감 감소라는 세 가지 속성으로 분류했다. 이 세 측면은 독립적인 것으로 반드시 서로 영향을 주고받는 것은 아니며 순서대로 나타나는 것도 아니다.

정서적 고갈은 소진을 겪는 사람이 경험하는 정서적 탈진을 의미한다. 사람들은 심리적으로 쇠약해지고 극도로 피로감을 느낀다. 무관심해지고 믿음을 잃고 상실감을 느낀다. 정서적 탈진을 유발하는 요인으로 과도한 업무량·역할 갈등·현실과 이상의 차이·대인 관계 등이 있다.

비인간화는 타인에 대한 일종의 부정적인 반응이다. 비인간화는 타인을 물건으로 여기며 부정적이고 무감각하고 냉소적이며 타인을 귀찮아하거나 거리를 두는 것을 의미한다. 이러한 반응들이 시간이 지남에 따라 더 강해지고 행동으로도 드러난다. 비인간화를 유발하는 요인으로 조직 사회의 전문화·비인간화를 조장하는 조직 분위기가 있다.

개인 성취감 감소는 직무를 수행하는 과정에서 성취 부족으로 인해 생기는 자신에 대한 부정적인 평가이다. 자신의 능력에 대한 믿음의 상실·사기 저하·생산성 감소·능력 상실 등으로 이어진다. 개인 성취감 감소를 유발하는 요인으로 기대와 현실 간의 격차가 있다.

소진 예방

조직 차원의 변화와 개인 차원의 교육을 통한 개선이 통합되어야 한다.

조직 차원의 변화는 조직 내부의 관리 개발을 통해 이루어질 수 있다.

업무량

조직이 생각하는 업무량과 개인이 처리할 수 있는 업무량의 불일치를 의미한다. 조직이 개인에게 부여한 과도한 업무량은 개인의 에너지를 고갈시켜 회복 불가능하게 만든다. 일반적으로 업무량은 소진에서 고갈 측면과 직접적 관련이 있다.

통제력

개인이 일을 처리하는 데 필요한 자원을 충분히 통제하지 못하거나 효율적으로 일을 처리하는 권한을 얻지 못하는 것을 말한다. 통제력은 소진에서 개인 성취감의 감소와 관련이 있다.

보상

개인이 달성한 성과에 대해 물질적·사회적(정신적) 보상이 없는 것을 말한다. 다른 사람의 인정을 받거나 칭찬을 듣는 사회적 보상이 물질적 보상보다 중요하다.

공동체

작업장에서 동료들과 상호작용이 없는 것을 의미한다. 사람들은 칭찬을 받고 편안하고 존중받는 곳에서 일하고자 한다. 직장에서 갈등이 발생해 오래 지속되면 사람들끼리 긍정적인 상호작용을 주고받는 것이 어렵다.

공정성

개인의 가치를 서로가 존중하고 보장하는 것을 말한다. 공정성이 지켜지지 않았을 때 소진을 경험할 수 있다. 불공정을 경험하는 것은 감정적인 분노와 고갈을 야기한다. 그리고 불공정은 직장에 냉소적인 반응을 하게 한다.

가치

가치의 갈등에 의해 소진이 발생할 수 있다. 개인이 가진 가치와 조직이 가진 가치가 달라 갈등이 일어날 수 있다. 예를 들어 거짓말을 하는 것을 싫어하는 사람이 조직의 이익을 위해 거짓말을 해야 한다면 가치의 차이로 갈등이 발생한다.

이러한 불일치를 줄이기 위해 개인과 조직 모두 노력할 필요가 있다. 조직과 개인의 행동 변화가 함께 이루어지고 조직과 개인의 소통이 원활할 때 개인의 소진을 예방할 수 있다.

소진 대처 전략

개인적·조직적으로 소진을 다루는 여러 방법이 있다. 일반적으로 휴식은 매우 효과적인 것으로 드러났다. 일시적으로 업무 시간을 줄이는 것은 서서히 개인의 내구성을 높일 수 있다.

개인적 관점

- 문제 중심 해결(problem-based coping): 개인은 스트레스를 주는 원인에 초점을 맞춤으로써 소진과 관련된 문제를 해결할 수 있다. 회피하거나 다른 이유를 들어 스트레스 상황을 합리화하려 하지 않는다. 대신에 스트레스를 주는 원인이 무엇인지 분석하여 문제의 근원을 해결하는 것을 말한다.
- 평가 중심 해결(appraisal-based coping): 무엇이 스트레스를 주고 무엇이 스트레스를 주지 않는지를 개인적 해석을 통해 구분하는 것을 말한다. 스트레스를 준다고 생각되는 것을 인지적으로 재평가해

서 더 이상 스트레스가 아니라고 여기는 것을 통해 극복할 수 있다.

- 사회적 지지(social support): 개인의 소진과 스트레스를 가장 잘 줄이는 방법이다. 조직적으로 지지해 주는 환경을 만들어 주는 것과 직원들이 지지를 받고 있다는 것을 확신할 수 있는 작업 환경은 스트레스와 소진의 부정적인 측면을 없애는 것으로 나타났다.

조직적 관점

고용인 원조 계획(EAP, employee assistance programs): 고용인 원조 계획은 고용인들이 업무 성과나 직업 만족도에 부정적 영향을 미치는 문제를 극복하는 것을 돕기 위해 설계되었다. 이 프로그램에는 직원 상담과 심리 서비스가 포함되어 있다. 오늘날 직원 지원 프로그램을 활용하는 조직도 있으나 스트레스 관리 교육의 등장으로 인해 인기는 줄었다.

스트레스 관리 교육

직원들에게 스트레스를 없애거나 관리하는 방법을 알려 주는 교육을 통해 직원들이 자신의 스트레스 수준을 명확히 파악하고 잘 다루어 자신을 통제할 수 있도록 돕는다.

5) 스트레스 관리 및 중대사고 스트레스 해소

적절한 식사는 어느 스트레스 관리 프로그램에서나 주된 관심사이다. 적절한 식사는 영양·치유·활력·건강을 보장하는 반면에 카페인·알코올·담배·설탕·소금 등의 섭취는 스트레스를 증가시킨다.

카페인은 심박동 및 혈압 상승·산소 요구량 증가를 일으키고 직접적으로 심근 조직과 중추 신경계를 자극하며 두통·설사·불안·부정맥·초조·불면 등을 초래할 수 있다. 하루 250 mg 이상의 카페인 섭취는 대부분 부작용을 일으킨다. 커피·차·초콜렛·콜라 등은 카페인을 다량 함유한 식

품들이다.

알코올은 효과적인 스트레스 반응을 더 취약하게 하며 간에서 비타민 B·C를 소모하면서 대사하는 독성 물질이다. 소모된 비타민은 항체와 백혈구를 만드는 단백질 생성에 필수적인 역할을 하지 못하며 신체를 스트레스와 질병에 취약하게 한다. 스트레스·불안·우울·화가 났을 때는 음주를 피해 상황을 더욱 악화시키지 않아야 한다. 음주 습관을 줄이려면 적당량을 천천히 대화를 즐기면서 마셔야 하며 만일 분위기를 즐길 수 있다면 굳이 음주할 필요는 없다.

흡연은 직간접적으로 스트레스를 증가시킨다. 카페인과 비슷한 작용을 하는 니코틴은 심박동·혈압·혈당을 상승시키고 지방산을 혈류로 내보낸다. 그리고 스트레스 조절에 필수적인 비타민 C·E를 소모한다. 흡연은 자신만 아니라 동료와 가족들에게도 간접흡연을 통해 똑같은 피해를 준다. 흡연자라면 금연을 당장 시작하고 비흡연자라면 흡연을 시작하지 말아야 한다.

설탕은 비만과 치과 질환에 직접적 관련이 있으며 당뇨·심장질환과 관련이 있다. 과도한 설탕 섭취는 대사과정에 필요한 비타민 B군을 소모해 신경계와 내분비계에 영향을 끼쳐 스트레스에 저항력을 떨어뜨린다.

소금은 체액 균형의 조절에 중요하나 과량은 고혈압·뇌졸중·심장 발작의 발생 위험을 증가시킨다. 그리고 중추신경계 압력을 증가시켜 긴장과 불안을 초래한다.

콜레스테롤은 장에서 흡수된 후 지단백의 형태로 혈류 내를 순환하면서 세포에서 소모되는 필요요소인데 운반체의 역할은 저비중지단백(LDL), 소모시키는 역할은 고비중지단백(HDL)이 맡는다. 세포에서 소비를 많이 하거나 간에서 분해가 활발해지면 지단백의 농도가 떨어질 것이고 세포 소비나 간 분해 능력이 저하되면 그 수치가 올라간다. 저비중지단백이 많아지고 고비중지단백이 적어지면 체내 콜레스테롤의 농도는 높아진다. 이 콜레스테롤이 혈관벽에 쌓이면서 고혈압·동맥경화·심근경색 등의 성인병을 유발한다. 따라서 콜레스테롤을 조절하기 위해서는 꾸준한 운동과 함께 낙농제품(탈지된 것은 제외), 육류 등의 섭취를 줄이고 식물성 지방을 섭취해야 한다.

반면에 도움을 주는 음식물의 요소로는 비타민이 있는데 과도한 스트레스의 상황에서는 다량의 비타민 B군, C가 크게 도움이 된다. 이들 비타민은 신체가 효과적인 스트레스 대처를 하도록 도울 뿐만 아니라 스트레스에 의해 소모된다. 소모된 비타민을 보충하지 못하면 과도한 불안·우울·불면·심혈관계의 약화·위장 장애·근력 약화를 초래한다. 가장 좋은 비타민 섭취방법은 신선한 과일·채소·곡류 등을 먹는 균형 잡힌 식사이다.

응급구조사는 타인의 건강을 위해 가장 힘든 임무를 수행하나 자신들의 건강은 잘 돌보지 않고 있다. 미국에서의 연구는 응급구조사의 주된 사망 원인이 심혈관계 질환으로 운동부족과 흡연이 요인이라고 밝히고 있다. 규칙적인 운동은 근력 강화와 활력·심폐 기능의 향상·심박동과 혈압 저하·지방을 근육으로 대체·자기만족 증진·숙면·체중 조절·콜레스테롤 조절·음주와 흡연의 감소·심각한 손상 예방 등을 통해 스트레스와 질병의 극복에 큰 도움을 준다. 결론적으로 건전한 식습관과 취미 생활·휴식·명상·호흡법 등 자신에게 맞는 스트레스 해소법을 활용해야 한다. 나아가 소방조직에 스트레스 관리 프로그램을 도입하여 이를 적극 적용해야 한다.

대표적으로 소방관 등을 위한 특별한 스트레스 관리 프로그램이 있다. 스트레스에 노출되는 구성원의 심리적 지원을 위해 마련된 비상설 조직이 중대사고 스트레스 해소팀이다. 특이 성격, 직장과 가족 관련 스트레스, 대원 지원의 필요성 때문에 고안된 이 프로그램은 정신과 의사 혹은 심리분야의 전문가와 경찰·소방·구급 등 관련 대원들의 참여로 진행된다. 대원의 수는 20-40명 정도로 일부는 정신 보건 전문가로 이루어지고 나머지는 대원들이다. 이 팀의 주목적은 응급구조사 등이 스트레스에 노출된 경험을 나누고 공감하면서 해소하고 이 과정에서 심리 상담이나 정신과 치료를 받아야 하는 구성원을 선별하여 조기에 스트레스를 관리하도록 하는데 있다.

과제

- 응급구조사가 전문가인 근거와 전문직 유지방법을 조사해보자.
- 4가지 방호등급과 적용 상황을 조사해보자.
- 자신의 인간형(A or B)을 검사해보고 그 의미를 정리해보자.
- 자신의 스트레스 정도를 검사해보고 스트레스 해소방법을 정리해보자.
- 스트레스의 정의와 스트레스에 대한 네 가지 반응단계를 자신의 경험에 비춰 정리해보자.

12. 용어 정의

기지(base station)는 일정한 구역에서 의료감독을 책임지는 지정된 자원이다. 응급의료서비스체계의 지도의사에게 위임받은 주 기능은 행동지침 수행, 간접의료지도 준수사항 감시·교육·직접의료지도 등이다. 기지는 병원에 의해 운영될 수 있으며 이 경우에 기지병원(base station hospital, base hospital)이라 한다. 소방의 구급상황센터, 보건복지부의 응급의료지원센터가 해당한다.

자원 병원(resource hospital)은 지리적 구역에서 응급구조사에 대한 지도책임을 맡거나 의료용품을 대여·제공해주는 병원으로 의료지도 기능을 맡는다.

수용 병원(receiving center(hospital))은 응급의료서비스체계에서 응급환자를 수용하도록 지정된 응급의료기관이다.

권역화(regionalization)는 의료 자원의 확인과 분류를 통해서 한정된 지리적 구역에서 지정된 의료기관이 일정 수준의 응급처치를 제공하도록 하는 것으로 권역응급의료센터 등이 있다.

집중 의료지도(centralized medical control)는 지정된 응급의료센터에서 직접의료지도를 제공하는 체계로 직접의료지도를 제공했던 곳에서는 환자를 수용할 수도 있고 안 할 수도 있다. 이러한 자원병원(resource hospital)에서는 표준지침을 사용해서 간접의료지도를 하기도 한다.

분권 의료지도(decentralized medical control)는 응급의료지원센터가 간접의료지도를 제공하고 관계 병원(associated hospital)이 현장 구급대원에게 직접의료지도를 제공하는 방법이다.

권한위임(delegation of authority)은 훈련된 술기와 정해진 절차의 수행을 위해 의사가 비의료인에게 부여하는 처치 권한이다.

지정 대행자(designated agent)는 투약과 응급처치를 하도록 지도의사

(medical director)에 의해 권한을 받은 응급구조사나 기타 대원으로 이 같은 권한의 이양은 지도의사 면허의 확장이다.

의사 선택권(physician option)은 확립된 근무규정을 넘어선 지도의사의 폭넓은 직접의료지도 권한이다.

집중 응급통신관리(central dispatch)는 현장 가까이 있는 적절한 자원을 배정하기 위한 지시체계로 응급통신관리센터들을 통합하여 운영한다.

수평 응급통신관리(horizontal dispatch, team dispatching)는 4명 정도의 응급통신관리자가 임무를 나누어 맡는 지시방법이다.

수직 응급통신관리·단독지시(vertical dispatch, solitary dispatching)는 한 응급통신관리자가 주어진 지역에 책임을 지는 지시방법으로 대원은 모든 질문의 처리·도착전 지시·각 요청에 대한 지시를 할 수 있어야 한다.

우선 응급통신관리(priority dispatch)는 사고에 대해 적절한 지시하기 위해 의학적으로 승인된 체계를 사용하는 과정으로 조직적 질문, 조직적 도착전 지시(PAI, pre-arrival instructions), 응급통신관리 업무지침과 차량반응 양식 및 구성 등이 포함된다.

핵심질문(key questions)은 합당한 수준의 대응과 도착전 지시를 위해 필요한 최소의 정보를 얻는데 필요한 체계적인 응급통신관리 질문지침이다.

전화처치 지시지침(telephone treatment sequence protocols)은 생명을 위협하는 응급상황에서 응급통신관리자가 신고자에게 전화로 알려주는 처치절차로 도착전 지시지침(PAI)의 한 형태이다.

전화 조력(telephone aid)은 응급통신관리자의 경험과 훈련에 근거해서 즉흥적으로 제공하는 전화 도움으로 문자로 된 도착전 지시지침(PAI)을 따르지 않는다. 지침이 없거나 지침을 고수할 필요가 없는 상황에서 활용한다.

전화 분류(telephone triage)는 신고자의 도움 요청에 체계적인 질문을 통해 상황을 분석하고 환자와 통화자의 요구를 확인하는 절차이다.

신고 선별(call screening)은 출동요청에 대해 응급의료서비스체계의 반응이 필요한지 확인하여 서비스를 제공·거절하거나 다른 제공자에게 인계하는 과정이다.

제1 통화자(first party caller)는 환자 자신이 직접 신고 전화한 사람이다.

제2 통화자(second party caller)는 환자를 직접 보고 신고 전화한 사람이다.

제3 통화자(third party caller)는 환자를 직접 보지 않고 신고 전화한 사람이다.

컴퓨터 응급통신관리(computer-aided-dispatch)는 컴퓨터로 처리된 자료를 이용해 응급통신관리자(dispatchers)가 구급차와 기타 자원을 선택하고 배치에 도움을 주는 발전된 지시체계이다.

다중전송(multiplex transmissions)은 음성과 다른 정보(ECG)를 동시에 송신하고 음성을 수신할 수 있는 무선통신으로 직접의료지도를 원활하게 해준다.

휴대국(portable radio)은 몸에 지닐 수 있는 무선통신장비로 출력이 작아서 통신범위가 좁다.

이동국(mobile radio)은 구급차 등에 설치된 무선통신장비로 출력이 보통이어서 통신범위가 중간 정도이다.

기지국(base station)은 구급대 등에 설치된 무선통신장비로 출력이 커서 통신범위가 넓다.

중계기(repeater)은 휴대국과 이동국의 무선신호를 증폭시켜 통신범위를 넓히는 설비이다.

체계상태관리(system status management)는 어떤 자원이라도 언제나 가장 효율적으로 사용하도록 만드는 방법으로 모든 자원을 체계의 필요에 부합하도록 해준다.

체계상태관리자(system status manager)는 체계를 효율적인 상태로 유지하는 임무를 맡은 사람으로 단위시간이용(unit hour utilization)도 정의·확인·지도한다. 자료를 분석해서 현재 및 미래 출동량에 대한 수요·공급 등을 분석한다. 자료 관리와 보고를 전반적으로 책임진다.

단위시간(unit hour)은 한 대의 구급차가 완전한 장비와 대원들을 갖추고 체계의 요청에 활동 가능한 시간이다.

단위시간수요(unit hour demand, call volume)는 주어진 기간 중 특정한 날의 특정한 60분 동안 출동횟수나 이송횟수이다.

단위시간생산(unit hour produced)은 24시간 중 체계가 실제 사용 가능한 시간으로 24시간 동안 계획된 단위시간수에서 수리·유지·공급·교육 등에 들어간 시간을 뺀 시간이다.

단위시간계획(unit hour scheduled)은 24시간 중 계획된 단위시간수이다.

단위시간이용·생산성(unit hour utilization, productivity)은 주어진 기간 중 단위시간생산수로 나눈 이송환자수(이송이용률(transport utilization))나 반응횟수(반응이용률(response utilization))이다.

질관리(QM, quality management)는 질점검과 질개선의 지속적인 환류과정(feedback)이다.

질점검(QA, quality assurance)은 체계의 문제들을 객관적으로 확인하기 위해 고안된 검사 과정이다.

질개선(QI, quality improvement)은 체계의 수행능력을 향상하기 위해 고안된 과정이다.

출동검토(run review, call review)는 출동을 검토하고 적절한 절차를 따랐는지, 적절한 처치를 했는지를 확인하기 위한 질개선의 한 가지 방법이다.

단계적 출동(tiered response)은 전문소생술 수준의 처치가 필요하지 않으면 모든 출동에 일반구급차를 배정하는 방법으로 처음에 가장 가까이 있는 일반구급차를 출동시키고 다음에 멀리 있는 특수구급차를 출동시킨다.

이중 반응(dual response)은 신고에 일반구급차와 특수구급차를 동시에 출동시키는 방식이다.

차량반응양식(vehicle response mode)은 필요한 처치나 이송의 응급수준에 대응하는 대원과 차량의 출동방법이다.

차량반응구성(vehicle response configuration)은 응급통신관리체계에 의해 배차된 직접적 결과로 출동하는 구급차의 형(일반·특수)·능력(기본·전문)·수(대)의 특별한 조합이다.

반응시간(response time)은 신고 접수부터 처치제공자의 현장도착 혹은 환자에 도착 사이의 시간이다.

반응시간준수(response time compliance)는 응급의료서비스체계의 법적 계약 혹은 지역 기준을 지키는 것이다.

반응지역(response zone)은 응급의료서비스 단위(EMS unit)가 책임을 맡은 지리적 지역이다.

감염차단(BSI, body substance isolation)은 모든 체액을 잠재적 감염원으로 가정하는 감염방지 방법이다.

개인보호장비(PPE, personal protective equipment)는 위험물로부터 보호받기 위해 착용하는 복장이나 장비이다.

개인부양기구(PFD, personal flotation device)는 물에 뜨도록 입거나 잡도록 고안된 구명조끼나 기구이다.

중대사고 스트레스 해소(CIDS, critical incident stress debriefing)는 심한 스트레스 상황에서 활동한 대원들이 공감을 통해 서로 돕는 과정(정신과의사·심리전문가·상담전문가 등의 참여)으로 선별을 통해 진료나 상담을 받게 해준다.

지연 스트레스 반응(delayed stress reactions, PTSD, post-traumatic stress syndrome)은 중대 사고를 겪고 며칠·몇 주·몇 달 후 생기는 스트레스 반응이다.

누적 스트레스 반응(cumulative stress reaction)은 직업적·비직업적 스트레스 요인(non-work stressors)에 지속적 노출로 발생하는 스트레스 반응이다. 이 반응은 중대사고와 관련이 적다.

소진(burnout)은 스트레스를 완화할 수 없는 상태이다.

생명의 병(vial of life)은 냉장고 안에 두는 작은 병으로 환자정보와 투약사항 등이 있어 응급상황에 구조자의 응급처치를 돕도록 고안된 프로그램이다. 비치정보는 눈에 잘 띄는 대문·현관·냉장고에 붙인다.

과제

- 교과서마다 다르게 번역된 용어를 골라 정리해보자.
- 응급의료서비스체계에 대한 질관리 연구를 찾아 정리해보자.

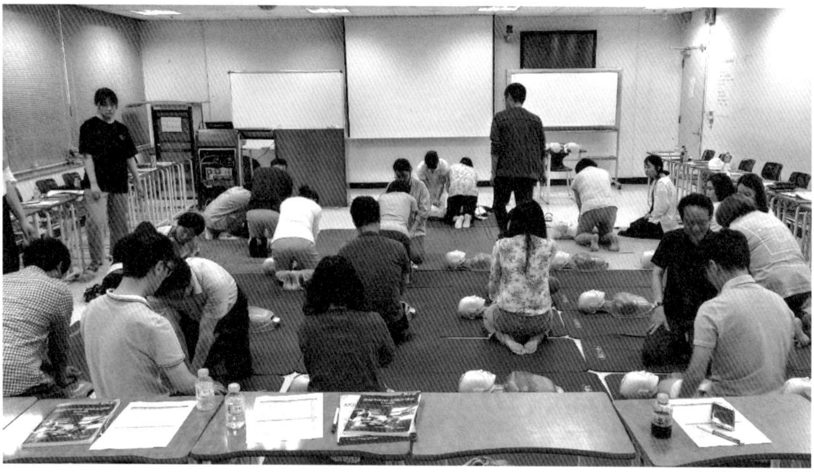

Ⅱ 기본심폐소생술 교육

1. 개요

심정지 환자의 자발순환회복 여부와 생존 기간은 운명적 요인(fate factor)과 인위적 요인(program factor)에 의해 영향을 받는다. 운명적 요인을 구성하는 것은 인구 요소(나이·성별)·상황 요소(심정지 장소·심정지 원인·목격 유무·초기 심전도 소견)이며 인위적 요인을 구성하는 것은 병원전 요소(일반인 기본심폐소생술 실시 유무·응급구조사 심폐소생술 실시 유무·이송 소요 시간·심정지 시간·이송수단 종별)·병원 요소(전문적 응급처치·수술·재활)이다.

인위적 요인에 해당하는 의과학 연구·효과적 교육·응급처치 적용은 소생에 기여한다. 과학적으로 입증된 내용에 근거하여 효율적으로 교육과 훈련을 하고 질 높은 소생술 시행을 늘린다면 심정지 환자의 회복에 긍정적인 영향을 미칠 수 있다. 일반인 심폐소생술과 제세동(witness CPR&AED)의 강화를 통해 병원전 심정지의 생존율이 향상되었으나 인구 고령화에 따른 운명적 요인 때문에 생존율 개선에는 한계가 따른다. 우리나라 연구에서 노인 심정지발생률은 매우 높았으나 생존입원률(survival rate to admission)은 낮았다. 병원전 심정지(OHCA)는 55-64세부터 높아져 85세 이상 노인에서 급격히 높아졌고 생존입원률은 55-64세부터 낮아졌다. 생존입원을 기준으로 '생존 전환기(survival turning point)'는 55–64세로 확인되었다.

응급의료서비스체계의 인적 요소에 응급의료종사자뿐만 아니라 일반인이 포함된 것은 빠른 심폐소생술(early CPR)이 심정지 환자의 생존뿐만 아니라 예후에 미치는 영향이 매우 크기 때문이다. 시간과 공간의 제약을 극복하고 심정지 환자에게 심폐소생술을 제공하려면 현장 일반인에 의한 기본심폐소생술이 필수적이다. 간단한 기본심폐소생술 훈련으로도 훌륭한 병원전 처치제공자를 키울 수 있다. 현장 일반인이 기본심폐소생술(bystander CPR, lay responder CPR, or citizen CPR)을 제공하도록 나름대로 훈련하고 있으나 모든 시민에게 기본심폐소생술 훈련을 하는 것은 큰 비용이 들어갈 뿐만 아니라 현실적이지도 않다. 따라서 기본심폐소생술 훈련을 받은 일반인이라면 심정지 환자를 대상으로 기본심폐소생술을 능동적으로 시행하도록 하는 기본심폐소생술 훈련방법(study–

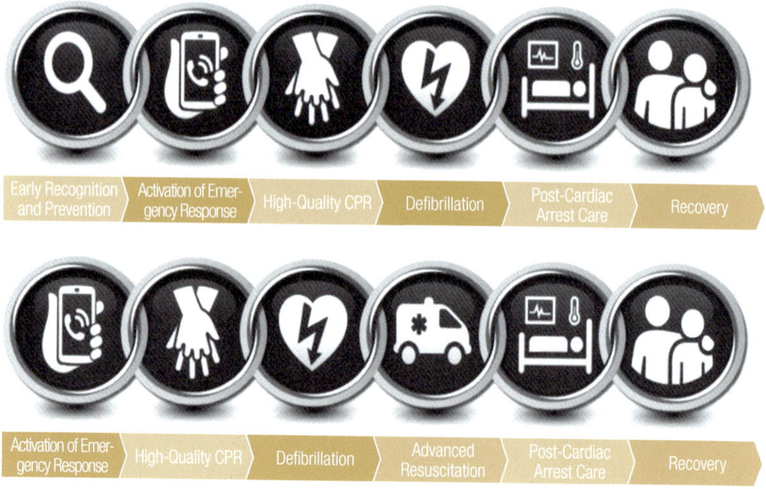

Figure 4. Adult chain of survival for cardiopulmonary resuscitation in–hospital & out–of–hospital

Part 3: Adult Basic and Advanced Life Support: American Heart Association Guidelines for Cardiopulmonary Resuscitation and Emergency Cardiovascular Care, 2020.

based basic CPR training methods)을 적용해야 한다. 효과적인 심폐소생술 교육을 더욱 강조하면 처치제공자의 능력을 향상하고 지침의 적용을 강화하며 심정지 생존율을 개선할 수 있다.

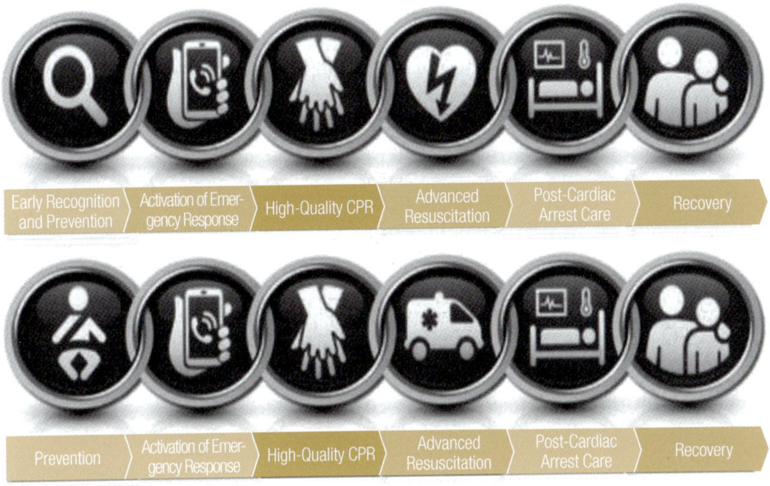

Figure 5. **Pediatric chain of survival for cardiopulmonary resuscitation in-hospital & out-of-hospital**

Part 4: Pediatric Basic and Advanced Life Support: American Heart Association Guidelines for Cardiopulmonary Resuscitation and Emergency Cardiovascular Care, 2020.

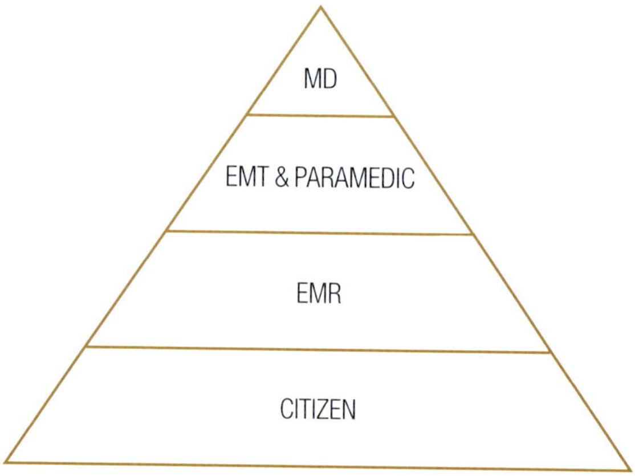

Figure 6. Prehospital care providers in emergency medical service system

2. 연구방법

원저 연구(original research)는 비선별 정보(unfiltered information)로 각 연구자가 읽고 해석하여 임상 적용 여부를 평가해야 한다. 비판적으로 평가된 주제(critically appraised topic)는 특정 임상 문제에 대한 답을 얻기 위해 관련 문헌 가운데 선별한 논문을 간략하게 요약한 것이다. 많은 연구 문헌을 요약하거나 평가를 통해 얻은 선별 정보(filtered information)는 임상 권고안의 근거가 되기도 한다.

증례 보고(case reports)는 하나 혹은 몇 개의 사례를 정리한 것으로 가장 낮은 수준의 근거를 지닌 연구이다.

환자-대조군 연구(case-control study)는 환자(시행 의지)군과 비교(비의지)군이 어떤 조건(교육)에 노출되었는지를 알기 위한 조사로 후향적 연구(retrospective study)이다. 이미 생성된 자료를 활용해야 하므로 경제적이지만 연구에 제한이 있다.

단면 연구(cross-sectional study)는 연구대상군의 노출(교육) 유무와 질병(시행 의지) 유무를 조사하여 변인과 결과 간의 관계를 알기 위한 연구로 특정 시점이나 기간을 조사한다.

코호트 연구(cohort study)는 일정 조건(교육)에 노출된 군과 노출되지 않은 군의 경과나 결과(시행 의지)를 알기 위한 조사로 전향적 연구(prospective study)이다. 시간이 오래 걸려 변인을 통제하기 어렵고 추적 조사의 부담이 있으나 연구목적에 맞는 연구설계가 가능하다. 이런 문제 때문에 후향적 연구로 진행하기도 한다.

무작위 비교연구(RCT, randomized controlled trial)는 연구대상을 실험(교육)군과 대조(비교육)군으로 무작위 선정하고 실험조작의 결과(시행 의지)를 비교하는 것으로 전향적 연구이다. 대상과 변인을 통제할 수 있어 연구설계에 따라 자료를 획득할 수 있으나 윤리 문제의 소지가 있다.

체계적 종설과 메타 분석(systemic review&meta analysis)은 체계적으로 조사한 특정(시행 의지) 주제의 모든 연구 문헌을 평가하고 요약하여 가장 높은 수준의 근거를 지닌다. 체계적 문헌고찰은 미출판 원고·각종 보고서·학위논문·학술대회 발표·임상시험 등 출간되지 않은 최신의 회색문헌(grey literature)을 포함할 수 있으므로 가치가 있다. 전체 관련 문헌을 대상으로 조사하지 않으면 종설이다.

체계적 문헌고찰에는 관련 연구의 결과를 요약(synthesis)하는 질적 고찰(qualitative review), 통계를 통해 2개 이상의 연구결과를 결합하는 양적 고찰(quantitative review), 통계를 통해 관련 연구들을 통합하고 요약하는 메타분석이 있다.

연구계획서에는 검색 용어, 포함·배제 기준, 분석 자료 등을 정의하고 저널에 투고할 때는 첨부해야 한다. 체계적 문헌고찰을 위해서는 PRISMA 지침을 따른다. PRISMA 지침은 27개 항목으로 구성된 확인항목과 흐름도로 이루어져 있다. PRISMA는 연구를 전개하는 방법을 알려주고 연구계획서에 포함해야 하는 검색 데이터베이스·기타 근거(특히 회색문헌)·검색 핵심어·검색 제한 사항·검증 과정·추출 자료·보고 자료 요약 등을 알려준다.

체계적 문헌고찰 연구계획서를 등록함으로써 선택한 주제의 등록 상태를 확인하고 문헌고찰 시작을 알려 다른 연구자가 같은 문헌고찰을 하지 않도록 한다. 사회과학 분야는 Campbell Collaboration, 의과학 분야는 Cochrane Collaboration, 모든 분야는 PROSPERO에 등록한다

국가응급환자진료정보망(NEDIS, National Emergency Department Information System)은 응급의료기관으로부터 전송되는 진료정보를 모으는 체계이다. 병원 정보와 병원전 응급처치정보(구급활동일지와 심폐정지환자 응급처치 세부상황표)를 연계한 빅 데이터(big data) 연구를 통해 응급의료지침, 정책 및 체계 구축에 활용할 수 있다. 원자료(law data)를 기준으로 연구하므로 관련 연구들을 정리하는 체계적 종설과 메타 분석보다 높은 수준의 근거를 지닌다.

3. 근거 수준

권고 분류(classification of recommendations)는 아래와 같은 수준이 있다.

강함(class Ⅰ, 이익>>>위험)은 권장되며 적용·유용·효과·이익이 있고 수행·투약해야 한다. 비교-유효성(comparative-effectiveness) 단계에서의 권장·적용을 나타낸다. 가장 높은 수준의 권고이다.

보통(class Ⅱa, 이익>>위험)은 적정하며 유용·효과·이익이 있을 수 있고(can be) 비교-유효성(comparative-effectiveness) 단계에서의 상당한 권장·적용을 나타낸다.

약함(class Ⅱb, 이익≥위험)은 적정·고려될 수 있으며(may be) 유용·

효과는 알려지지 않았고 불명확·불확실하거나 잘 확립되어 있지 않음을 나타낸다.

무익(class Ⅲ, 이익=위험)은 권장되지 않으며 적용·유용·효과·이익이 없고 수행·투약하지 말아야 한다.

유해(class Ⅲ, 이익<위험)은 상당히 위험하거나 위험을 초래하며 과도한 유병률·사망률과 관련이 있고 수행·투약하지 말아야 한다.

근거 수준(level of evidence)은 아래와 같이 분류한다.

Level A는 한 개 이상의 무작위 비교연구(RCT)에서 도출한 양질의 증거, 양질의 무작위 비교연구들의 메타 분석, 양질의 등록 연구로 입증된 한 개 이상의 무작위 비교연구들이다. 가장 높은 수준의 근거를 지닌다.

Level B-R(randomized)은 한 개 이상의 무작위 비교연구(RCT)에서 도출한 중질의 증거, 중질의 무작위 비교연구들의 메타 분석이다.

Level B-NR(non-randomized)은 한 개 이상의 잘 설계되고 잘 진행된 비무작위 연구, 관찰 연구, 등록 연구이거나 이 연구들의 메타 분석이다.

Level C-LD(limited data)는 제한된 설계나 진행의 무작위 혹은 비무작위 관찰 혹은 등록 연구이거나 이 연구들의 메타 분석이다. 인간 대상 생리 혹은 역학 연구들이다.

Level C-EO(expert opinion)는 임상 경험에 근거한 전문가 의견의 합의이다.

4. 논문작성

과학은 사실을 객관적이고 일반적으로 기술(describe)·설명(interpret)·예언(predict)할 수 있는 지식체계를 만드는 과정으로 과학적 지식은 개념(concept)·법칙(law)·이론(theory)으로 구성된다. 대상 속에 숨어 있는 공통 속성을 밝혀 개념을 확립하며 개념 간의 관계를 밝혀 법칙을 확립하며 법칙 간의 관계를 추론하여 이론을 확립한다. 이는 연구를 통해 이뤄지며 그 수단은 논문이다.

개념에는 신장이나 체중과 같이 직접 식별 가능한 관찰적 용어(observational term), 지식이나 술기와 같이 간접 지적 가능한 가설적 구인(hypothetical construct), 태도나 의지와 같이 관찰 불가능한 이론적 구인(theoretical construct)이 있다. 구인은 연구자마다 다르게 정의되고 측정되는 일반화되지 않은 수준의 개념이므로 관찰 불가능한 이론적 구인 관련 연구는 신뢰성·타당성에 제한이 있다. 최근에는 기능적 자기공명영상(fMRI, functional magnetic resonance imaging)을 이용하여 뇌의 당 대사를 측정함으로써 정의적 영역(affective domain)의 연구를 과학화하고 있다.

둘 이상의 개념이 현상을 나타내는 문장으로 표현되면 명제(proposition)이다. 명제를 이론적·경험적으로 모두 입증하면 법칙이며 경험적으로 입증하지 못한 수준이 가설(hypothesis)이다. 법칙을 근거로 가설을 세워 기술·설명·예언하려는 것이 이론이며 이 과정을 과학적 연구라고 한다. 위와 같은 연구의 기능을 참조하면 우수한 논문을 찾아 배워 기본 심폐소생술 훈련에 쉽게 활용할 수 있다. 나아가 이 분야 교육에 기여하는 논문 저술도 가능하다. 하지만 여기서는 연구방법론 가운데 기본적인 내용을 다루기 때문에 전문적인 내용을 찾아 공부할 필요가 있다.

(1) 제목 및 초록

수많은 논문이 쏟아져 나오는 상황에서 빠른 검색에 도움을 주는 제목과 초록은 더욱 중요해지고 있다. 제목은 독립변인이 종속변인에 미치는 영향이나 상관관계를 간단하고 명료하게 담아서 제목만 보고 논문 내용을 짐작할 수 있어야 한다. 초록(abstract)은 논문 내용을 잘 축약하여 초록만 읽고 논문 내용을 알 수 있어야 한다. 핵심어(key words)는 제목에 사용한 용어 이외의 용어를 초록에서 선별한 것으로 연구분야를 나타내야 한다. 의학주제표목(MeSH, Medical Subject Headings)을 참조하여 핵심어를 선정한다.

(2) 서론 및 가설 설정

관련 문헌의 줄거리가 아닌 연구 주제와 관련된 내용을 근거로 밝히고자 하는 내용과 범위를 명확하게 한정하여 요약해야 한다. 1차 자료로 직접적 관련이 있고 권위 있는 최신의 연구결과를 근거로 아직 해결되지 않은 문제를 밝힐 가치가 있음을 논리적으로 제시해야 한다. 가설은 독립변인과 종속변인 1:1의 관계로 가정형이나 미래형 문장으로 서술한다. 각 변인은 타당한 범위 내의 조작적 정의를 통해 연구방법 설계와 자료 측정이 가능하도록 명확하고 구체적으로 표현해야 검증이 가능해진다.

(3) 연구방법 및 통계

연구대상은 특성이 기술되고 연구 내용(가설 검증)에 부합해야 한다. 표집방법과 표본수의 타당한 근거(G*-Power 등)를 제시해야 하며 조사방법과 측정 수단의 신뢰도, 타당도 등도 제시해야 한다. 측정 수치와 가설 검증에 부합되는 통계방법을 적용해야 하며 다른 연구자가 반복 연구할 수 있을 정도로 연구설계나 조사절차가 상세해야 한다. 독립변인 외 다른 조건이나 요인(잡음변인)이 종속변인에 영향을 미치지 못하도록 실험설계를 해야 내적 타당도(internal validity)를 확보할 수 있다.

(4) 결과 및 결론

결과는 글·표·그림을 수단으로 수치를 근거로 객관적으로 표현해야 하며 각 표현방법의 특성에 맞도록 기술하여 내용이 반복되지 않도록 한다.

결론은 제목의 물음 및 가설에 대한 논리적 답변으로 채택이나 기각으로 정리한다. 실험조건이나 요인을 떠나서 다른 대상이나 상황에 결과를 일반화할 수 있는 정도가 외적 타당도(external validity)이다.

(5) 논의 및 제한점

관련 문헌과의 비교를 통해 연구방법, 결과의 의미를 음미하는 과정으로 객관적·논리적으로 추론해야 한다. 논리의 비약으로 지나친 주관이 개입되지 않아야 하지만 비교적 자유롭게 저자의 판단이나 시사점을 개진한다. 연구의 제한점과 일반화의 한계(연구의 타당성)를 언급하여 후속 연구의 제안과 현장 적용의 유의점을 환기한다.

5. 연구 근거 교육(study-based education)

교육은 일반적으로 수용되는 상식(common sense)을 넘어서는 과학적 지식(scientific knowledge)에 바탕을 두어야 한다. 규칙과 관계의 발견에 목표를 두고 엄격한 방법론에 따라 구명된 결과는 과학 공동체의 비판적 평가를 받아야 비로소 과학적 지식이 된다.

미국심장협회는 관련 연구에 근거하여 소생술 교육 과학(AHA Guidelines: Resuscitation education science)을 아래와 같이 제시하고 있다.

① 효과적인 교육은 심정지 생존성적(survival outcomes)의 개선에 이바지한다.

② 소생술 훈련 시의 의도적 연습과 완전 학습 모형(deliberate practice and mastery learning model)의 활용은 여러 중요 절차에 대한 술기습득과 유지를 향상시킨다.

의도적 연습은 학습자가 달성해야 할 명확한 목표, 술기에 대한 즉각적인 교정, 술기 교정을 위한 반복 연습에 충분한 시간이 주어지는 훈련 방식이다. 완전 학습은 학습한 과제의 숙달을 의미하는 합격 표준을 정하는 일련의 기준을 적용한 시험을 위한 의도적 훈련으로 정의된다.

③ 소생술 교육과정에 촉진 훈련(booster training)의 추가는 술기유지 및 신생아 생존 개선과 관련이 있다.

④ 집중 학습과 비교하여 반복 학습(spaced-learning)의 적용은 임상 수행과 술기(clinical performance and technical skills)를 향상시킨다. 촉진 훈련(booster training)은 초기 집중 학습 과정에서 제시된 내용을 요약한 주간이나 월간 강좌에 초점을 둔 강의 방법이다.

⑤ 소생술 훈련 중 교정 장치를 사용하면 술기습득과 유지가 촉진된다. 교정 장치는 연습 중 학습자와 강사에게 객관적인 정보를 제공하여 술기 향상에 중요한 기여를 한다. 심폐소생술 교정 장치는 교정 장치(압박깊이의 시각적 표시)와 즉각적 장치(압박속도의 청각적 제시)로 나눌 수 있다. 고성능 마네킨(higher-fidelity manikin)을 사용하면 시나리오 기반 학습에서 학습자의 몰입도와 참여도를 향상시킬 수 있다. 하지만 구매비용의 증가, 훈련된 운용인력의 필요성, 지속적 유지보수의 필요성 등 문제가 많다.

⑥ 팀워크와 지도력 훈련·고성능 마네킹·현실 상황·게임 학습·가상 현실은 소생술 훈련을 강화할 기회를 주고 학습 성과를 향상시킨다. 의료종사자(health care provider) 대상 전문소생술(ALS) 훈련의 일부로 팀워크와 지도력 훈련을 포함했을 모의 및 실제 심정지에 대한 의료종사자의 술기에서 긍정적인 효과가 있었다. 의사소통·지도력·역할할당·상황인식을 포함하는 상황 훈련은 개인과 팀 수준의 술기를 위한 것이다. 게임 학습이나 가상 현실의 훈련 효과는 엇갈렸다.

⑦ 자기주도형(self-directed) 일반인 소생술 훈련은 강사주도형 훈련

의 합리적인 대안이다.

⑧ 중고생들에게 고품질 심폐소생술(high-quality CPR)을 가르치는 것은 지역사회에 기반한 훈련받은 일반인 구조자들 가운데 미래 핵심집단을 키우는데 도움이 된다.

⑨ 구경꾼 심폐소생술 시행률(bystander CPR rates)을 높이려면 심폐소생술 교육을 훈련 기회가 부족한 낮은 사회경제적 지역, 특정 인종이나 민족 공동체에 맞도록 조정해야 한다.

⑩ 향후 소생 교육 연구는 임상적 성과(outcomes of clinical relevance)를 포함해야 하고 훈련 성과(performance outcomes)와 환자 결과(patient outcomes) 사이의 연관성을 확립해야 하며 비용효과(cost-effectiveness)를 기술해야 하며 특정 술기에 대한 교수설계(instructional design)의 조정을 탐구해야 한다.

일반인 기본심폐소생술의 궁극적 목표는 병원전 심정지 환자를 신경학적으로 양호한 상태로 생존시키는 것이다. 이를 위해서는 일반인이 질 높은 기본심폐소생술을 시행하도록 해야 한다. 미국심장협회는 심혈관 응급처치교육 핵심개념(2010 AHA Guidelines: Emergency cardiovascular care educational concepts)을 적용하여 교육하도록 하고 있다. 핵심개념에는 교육내용과 방법의 단순성(simplification)·교육내용 일관성(consistency)·상황 연계성(contextual)·마네킨(manikin) 실습(hands-on practice)·연습 숙달(practice to mastery)·실습 보완정리(debriefing)·술기능력 시험(assessment)·강의내용 과정의 평가(course·program evaluation) 등 이론보다 실습을 강조하고 있으며 교육자(instructor)의 관점이 아닌 학습자(learner)의 입장에서 훈련(training)이 이루어지도록 하고 있다. 스스로 배우도록 해야 효과가 크고 오래 가기 때문이다.

Table 5. Gaps in resuscitation education

Topic	Question
Relevance of outcomes	Is there an association between educational outcomes in training(ie, knowledge and skill), clinical performance, and patient outcomes?
Patient outcomes	What is the impact of educational interventions and/or specific instructional design elements on patient outcomes?
Standardized reporting	How can outcomes from resuscitation education research be standardized to reduce heterogeneity among studies?
Cost-effectiveness	What is the cost-effectiveness of different educational interventions?
Optimizing instructional design	How can instructional design features be combined to best optimize learning and patient outcomes?
Tailoring instructional design	Which resuscitation skills/competencies are best suited for each instructional design feature?
Learning curves and skill retention	What are the learning curves for key resuscitation skills, and how can training be structured to optimize long-term retention of skills?

Part 6: Resuscitation Education Science: American Heart Association Guidelines for Cardiopulmonary Resuscitation and Emergency Cardiovascular Care, 2020.

미국심장협회는 처치체계 지침(2020 AHA Guidelines: Systems of Care)을 아래와 같이 제시하고 있다.

① 회복은 소생고리의 중요한 구성요소이다.

② 일반 대중의 심폐소생술 술기·시행 의지(willingness)·자동제세동기 사용을 돕고자 하는 노력은 지역사회의 소생 결과를 향상시킨다.

③ 심폐소생술이 필요한 상황에서 훈련받은 일반인을 각성시키기 위해 휴대전화 기술을 활용하는 새로운 방법은 일부 도시지역에서 가능성을 보였으며 좀 더 연구할 가치가 있다.

④ 응급의료체계 응급통신관리자(telecommunicators, emergency medical dispatcher)는 구경꾼이 가슴압박 성인 심폐소생술을 하도록 지시할 수 있다.

⑤ 조기경보점수체계(early warning scoring systems)와 신속대응팀은 어린이 병원 및 일반병원에서 심정지를 예방할 수 있으나 근거

문헌이 너무 다양해 이들 체계의 어떤 요소가 이 효과와 관련이 있는지 알 수 없다.

⑥ 인지 보조(cognitive aids)는 훈련받지 않은 일반인에 의한 소생을 향상시킬 수 있으나 심폐소생술 시작을 지연시키는 결과를 초래한다. 이 체계를 완전히 승인하기 전에 더 많은 발전과 연구가 필요하다.

⑦ 놀랍게도 인지 보조가 응급의료서비스나 병원기반 소생팀의 수행에 미치는 영향에 대해서는 거의 알려지지 않았다.

⑧ 전문 심정지 센터(specialized cardiac arrest centers)는 모든 병원에서 활용될 수 없는 지침(protocols)과 기술을 제공하고 있으나 소생 성적에 미치는 영향에 대한 이용 가능한 문헌의 결론은 엇갈린다.

⑨ 팀 환류(team feedback)는 중요하다. 구조적 정리지침(structured debriefing protocols)은 후속 소생 상황에서 소생팀의 능력을 향상시킨다.

⑩ 체계 전반의 환류(system-wide feedback)는 중요하다. 구조적 자료수집과 검토의 적용은 병원 내외 환경에서 소생 및 생존 개선으로 이끈다.

이 교재에서는 시행 의지(willingness)·동영상(video training)·마네킨 교정(manikin&feedback)·술기 시험(practice assessment)·훈련 주기(training interval)·강의 평가(course evaluation)·기타 사항(other methods)의 훈련방법을 적용하도록 정리했다. 훈련방법 가운데 동영상과 실습교육을 병용하면 훈련비용을 낮출 뿐만 아니라 손쉽게 훈련 주기를 줄일 수 있다. 동영상에는 기본심폐소생술 장애(barrier) 요인을 줄이는 내용을 태도교육에 추가하여 시행 의지를 강화하는 내용으로 만들 수 있다. 훈련방법의 조직적 적용(organized application)으로 전략적인 접근(strategic approaching)을 하면 시행률(implementation rate) 개선에 기여할 수 있다. 시행 의지를 강화하는 훈련은 기본소생술(BLS)뿐만 아니라 전문소생술(ALS) 나아가 다른 응급처치에도 일부 적용이 가능할 것으로 보이지만 연구 근거를 보완해야 한다. 이러한 훈련방법을 적용할 때 근거가 되는 연구방법에 따른 타당도(validity)를 검토해야 하며 증거 수준의 권고사항(classification of recommendations&level of evidence)을 참고해야 한다.

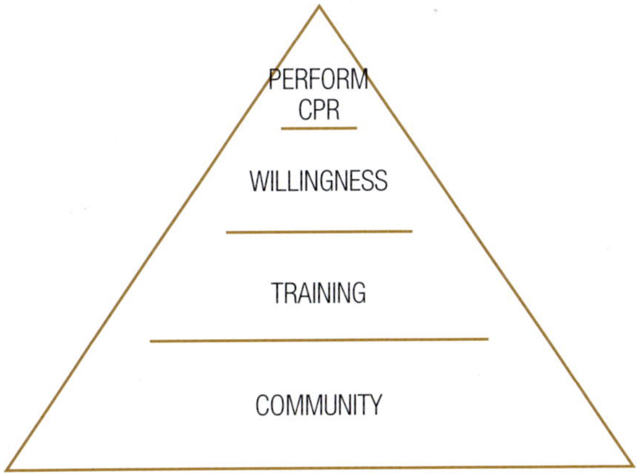

Figure 7. Pyramid of performing basic cardiopulmonary resuscitation

이 교재의 주제인 기본심폐소생술 훈련방법의 개요는 아래와 같다.

핵심개념을 적용한 기본심폐소생술 훈련에도 불구하고 시행률 개선에는 한계가 있었다. 이론보다 실습으로 기본심폐소생술 술기 능력을 갖추도록 하면서 현장에서 시행하도록 의지(willingness)를 심어주는 것이 필요하다. 기본심폐소생술 훈련에는 의지를 강화하는 내용을 포함해야 한다.

시민들을 대상으로 같은 훈련을 되풀이하기보다 동영상(video)을 제작하여 자료로 이용하면 편리하다. 나아가 정보 통신 기술을 활용하여 시간과 공간에 구애받지 않고 언제든 바라는 때 학습하도록 콘텐츠화하면 훈련비용을 획기적으로 낮출 수 있다.

기본심폐소생술 술기 능력을 키우기 위해서는 마네킨을 활용한 실습을 교육해야 한다. 기본심폐소생술 연습 과정 중에 가슴압박 속도·깊이 등을 실시간으로 알려주는 교정 장치가 실습교육의 효과를 높여 준다. 나아가 현실감 있는 상황(situ simulation)에서 실제 기본심폐소생술(real resuscitation events)을 하는 것과 같은 환경을 조성하여 실습해야 한다. 의료종사자(health care provider)에서는 술기·팀워크·의사소통·지도력·임무할당·상황인식에 도움을 주었다.

학습자에 대한 평가는 술기 시험(practice evaluation)을 통해 이뤄져야 기본심폐소생술 술기 능력뿐만 아니라 교육 효과를 점검해 볼 수 있다. 술기 시험 과정에서 부족한 기본심폐소생술을 보완해주면 실습생의 자신감을 높이는 기회도 된다.

기본심폐소생술 술기능력은 시간이 지나감에 따라 떨어지는데 술기 능력이 빠르게 저하된다면 시행률에 부정적인 영향을 미치고 훈련주기(training interval)도 짧아져 재훈련 부담은 커진다. 술기 능력을 잘 유지하도록 교육하여 훈련주기를 길게 해주면 재훈련 부담은 훨씬 줄어든다. 길어진 훈련주기에 따른 재훈련 기한은 새롭게 정해야 한다.

위와 같은 훈련을 통해 성과를 계속 유지하기 위해서는 기본심폐소생술 강의와 과정에 대한 평가(course evaluation)를 통해 교육을 개선해야 하며 연구에서 밝혀진 교수 방법을 적극적으로 적용하도록 해야 한다. 즉 비용 효과(cost-effectiveness)가 높은 교육을 해야 한다.

현장 일반인 기본심폐소생술 훈련을 강화한다면 심폐소생술 질(quality CPR)·의지·시행을 개선하여 자발순환회복(ROSC)·생존(survival)·양호한 신경학적 상태(CPC·OPC 1 or 2)에 긍정적 영향을 미칠 수 있다. 하지만 마네킨을 이용한 심폐소생술 술기 개선이나 리커트 척도(Likert scale)를 이용한 의지 개선은 쉽게 확인할 수 있으나 태도교육의 적용에 따른 시행률·소생률·생존율·양호한 신경학적 상태의 개선은 코호트 연구를 통해 추적 확인해야 하므로 오랜 시간이 걸리고 많은 비용이 든다. 다른 변인에 의한 영향을 배제하기 힘들어 훈련방법에 따른 성과를 확인하기 어려운 측면도 있다. 단면 연구를 활용할 필요가 있다. 현재까지 기본심폐소생술 훈련에 따른 심정지 환자의 생존과 예후의 차이를 밝힌 연구는 없었다. 우선 통일된 척도를 적용하여 기본심폐소생술 훈련 후 술기 능력과 시행 의지를 확인하여 강의 개선에 활용해야 한다.

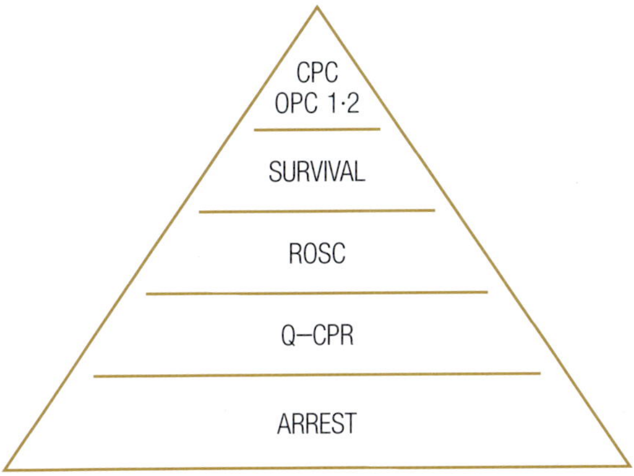

Figure 8. Pyramid of outcomes of basic cardiopulmonary resuscitation

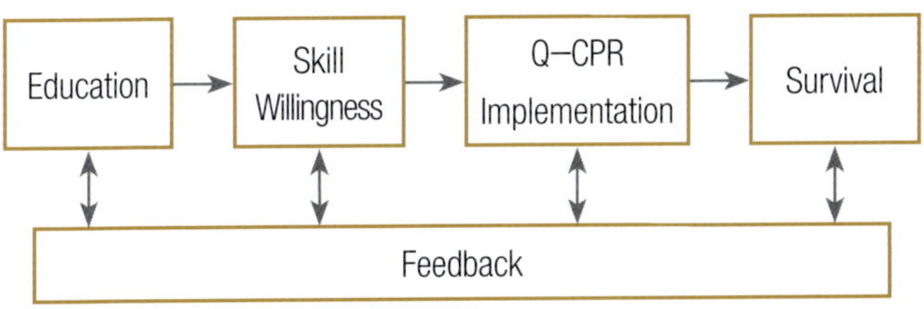

Figure 9. CPR education and survival

6. 지침의 변화

미국심장협회는 기본심폐소생술 관련 연구 성과를 근거로 지속적인 수시 개정을 거쳐 5년마다 지침을 개정한다. 대한심폐소생협회(KACPR, Korea Association of Cardiopulmonary Resuscitation)의 기본심폐소생술 지침도 미국심장협회의 지침에 근거하여 5년마다 정기적으로 개정한다. 미국심장협회와 유럽소생위원회(ERC, European Resuscitation Council)가 주축이 되어 만든 국제소생위원회(ILCOR, International Liaison Committee on Resuscitation)에서도 기본심폐소생술 지침을 주기적으로 공표하고 있으나 내용은 비슷하다. 대한심폐소생협회는 미국심장협회의 여러 자격과정을 운영하면서 미국심장협회의 지침에 따라 교육하고 있다. 우리나라 자격과정을 운영하고도 있으나 그 내용은 미국심장협회의 지침에 따라 교육하고 있다.

최근의 미국심장협회 지침을 요약하면 가슴압박의 질은 높이고 양은 늘리면서 가슴압박을 중심으로 절차를 단순화하고 있다. 결과적으로 뇌 혈류를 늘리면서도 일반인이 쉽게 익히도록 하여 병원전 기본심폐소생술의 효과를 높이고 시행 활성화에 초점을 맞추고 있다. 목동맥 촉진이 생략되어 무반응·무호흡으로 심정지 확인을 단순화했고 성인 심정지에서 자주 나타나는 빈사호흡(agonal respiration)을 무호흡으로 보고 가슴압박을 바로 실시하도록 했다. 순서도 기도·호흡·순환에서 순환·기도·호흡으로 가슴압박을 먼저 하도록 했다. 성인은 호흡부전에 의한 사망보다는 심부전에 의한 심정지로 인해 빈사호흡이 많이 발생하기 때문이다. 뇌 혈류를 높이기 위해 가슴압박 중단시간 최소화와 함께 훈련받았거나 능숙하다면 인공호흡을 같이 제공하도록 강조하고 있다. 가슴압박은 깊고 빨라졌으며 환자에게 기대지 않도록 강조하여 가슴압박 후의 충분한 이완(recoil)이 되도록 했다. 첫 제세동 후 환자에게 변화가 없다면 가슴압박을 2분간 바로 실시하도록 했다. 소아와 영아 기본심폐소생술에서도 성인 심폐소생술과 같이 가슴압박의 강화를 중심으로 변화가 일어나고 있으나 호흡부전에 의한 심정지가 많이 발생하는 만큼 고갈된 혈중 산소를 보충하는 인공호흡의 필요성을 강조하고 있다.

2020 미국심장협회 심폐소생술 지침(2020 AHA Guidelines)에서는 근거 수준에 따른 심폐소생술 절차를 강화했으며 현장의 문제를 개선하기 위한 내용을 추가했다. 예를 들면 딱딱한 바닥에서 가슴압박을 하도록 했고 신고자나 처치자는 신고접수대원의 질문에 답하고 지시를 따르도록 했다. 미국심장협회는 성인 심폐소생술 지침(2020 AHA Guidelines: Adult Cardiovascular Life Support)을 아래와 같이 제시하고 있다.

① 심정지를 인지하면 일반인은 즉시 신속하게 응급의료체계를 가동하고 심폐소생술을 시작해야 한다.

② 고품질 심폐소생술은 압박중단을 최소화하면서 적절한 압박깊이와 속도를 유지하는 것이다.

③ 고품질 심폐소생술과 신속한 제세동은 심실세동이나 무맥성 심실빈맥에 의한 급성 심정지 환자의 생존에 매우 중요하다.

④ 고품질 심폐소생술과 에피네프린 투여는 생존을 개선하는데 특히 제세동 불가 심율동(nonshockable rhythms)의 경우에 더욱 그렇다.

⑤ 모든 심정지가 같지 않다는 인식은 최적의 환자 결과(optimal patient outcome)를 위해 매우 중요하며 여러 상태(전해질 이상·임신·심장수술 후 등)에 따른 전문적인 관리가 필요하다.

⑥ 진통제 확산(opioid epidemic)은 진통제 관련 병원전 심정지를 증가시키는 결과를 낳았으며 응급의료체계 활성화와 고품질 심폐소생술의 주된 동인이 되었다.

⑦ 심정지 후 처치는 생존 사슬의 중요한 구성 요소이며 최적의 환자 결과를 위해 일관된 적용을 해야 하는 광범위하고 구조화된 학제적

체계(multidisciplinary system)를 필요로 한다.

⑧ 목표 체온 관리의 즉각적 개시는 최적의 기능적 및 신경학적 결과를 보장하기 위해 자발순환회복(ROSC) 후 차도가 없는 모든 환자에게 필요하다.

⑨ 뇌손상 심정지 생존자의 정확한 신경학적 예측은 회복 가능성이 있는 환자를 치료중단(care withdrawal)으로 인해 나쁜 결과로 빠지지 않도록 하기 위해 매우 중요하다.

⑩ 병원 퇴원 시 가정 및 외래환자 환경으로의 전환을 최적화하기 위해 처치·관찰·재활을 통한 회복 예상과 생존 계획(recovery expectations and survivorship plans)을 심정지 생존자와 보호자에게 제공할 필요가 있다.

Table 6. Emergency cardiovascular care educational concepts

Simplification
Course content should be simplified in both the presentation of the content and the breadth of content to facilitate accomplishment of course objectives.
Consistency
Course content and skill demonstrations should be presented in a consistent manner. Video-mediated, practice-while-watching instruction is the preferred method for basic psychomotor skill training because it reduces instructor variability that deviates from the intended course agenda.
Contextual
Adult learning principles should be applied to all ECC courses, with emphasis on creating relevant training scenarios that can be applied practically to the learners' real-world setting, such as having hospital-based learners practice CPR on a bed instead of the floor.
Hands-on practice
Substantial hands-on practice is needed to meet psychomotor and nontechnical/leadership skill performance objectives.
Practice to mastery
Learners should have opportunities for repetitive performance of key skills coupled with rigorous assessment and informative feedback in a controlled setting. This deliberate practice should be based on clearly defined objectives and not time spent, to promote student development toward mastery.
Debriefing
The provision of feedback and/or debriefing is a critical component of experiential learning. Feedback and debriefing after skills practice and simulations allow learners(and groups of learners) the opportunity to reflect on their performance and to receive structured feedback on how to improve their performance in the future.
Assessment
Assessment of learning in resuscitation courses serves to both ensure achievement of competence and provide the benchmarks that students will strive toward. Assessment also provides the basis for student feedback(assessment for learning). Assessment strategies should evaluate competence and promote learning. Learning objectives must be clear and measurable and serve as the basis of evaluation.
Course/program evaluation
This is an integral component of resuscitation education, with the appraisal of resuscitation courses including learner, individual instructor, course, and program performance. Training organizations should use this information to drive the continuous quality improvement process.

Part 16: Education, Implementation, and Teams: 2010 American Heart Association Guidelines for Cardiopulmonary Resuscitation and Emergency Cardiovascular Care, 2010.

Table 7. 2005·2010·2015 AHA Guidelines for adult cardiopulmonary resuscitation

AHA Guidelines	Adult		
Maneuver	2005	2010	2015
Key principle	Push hard & fast·quality CPR·simple CPR		
CPR sequence	ABC	CAB	
Breathing	Open airway in 5 to 10 seconds, no breathing, not breathing normally(only gasping)	Look for unresponsive, no breathing, not breathing normally(only gasping)	
Ventilation	2 breaths at 1 second/ breath	Rescue breath over 1 second	
Pulse check	Carotid	No	
Compression landmark	Center of chest, between nipples	Lower half of sternum	
Compression method	2 Hands		
Compression depth	1.5 to 2 inches	At least 2 inches	At least 2 inches, no more than 6 cm
Compression rate	About 100/min	At least 100/min	100 to 120/min
Chest wall recoil	Allow complete recoil between compressions		
Compression interruption	Minimization	Less than 10 seconds	
Compression: ventilation ratio	30:2(1 or 2 rescuers)		30:2(only 1 rescuer)
Compressions-only	Recommending	Untrained or trained and not proficient	
After 1st shock	2nd·3rd shock	Immediately chest compressions	

Table 8. 2005·2010·2015 AHA Guidelines for child cardiopulmonary resuscitation

AHA Guidelines	Child		
Maneuver	2005	2010	2015
Key principle	Push hard&fast·quality CPR·simple CPR		
CPR sequence	ABC	CAB	
Breathing	Open airway in 5 to 10 seconds, presence or absence	No breathing or only gasping	
Ventilation	2 breaths at 1 second/ breath	Each rescue breath over 1 second	
Pulse check	Carotid	No	
Compression landmark	Center of chest, between nipples	Lower half of sternum	
Compression method	1 or 2 Hands		
Compression depth	About 1/3 to 1/2 AP depth	At least 1/3 AP depth or about 2 inches	
Compression rate	About 100/min	At least 100/min	100 to 120/min
Chest wall recoil	Allow complete recoil between compressions		
Compression interruption	Minimization	Less than 10 seconds	
Compression: ventilation ratio	30:2		
Compressions-only	Recommending	Untrained or trained and not proficient	

Table 9. 2005·2010·2015 AHA Guidelines for infant cardiopulmonary resuscitation

AHA Guidelines	Infant		
Maneuver	2005	2010	2015
Key principle	Push hard&fast·quality CPR·simple CPR		
CPR sequence	ABC	CAB	
Breathing	Open airway in 5 to 10 seconds, presence or absence	No breathing or only gasping	
Ventilation	2 breaths at 1 second/ breath	Each rescue breath over 1 second	
Pulse check	Brachial	No	
Compression landmark	Just bellow nipple line of sternum		
Compression method	2 Fingers		
Compression depth	About 1/3 to 1/2 AP depth	At least 1/3 AP depth or about 1.5 inches	
Compression rate	Approximately 100/min	At least 100/min	100 to 120/min
Chest wall recoil	Allow complete recoil between compressions		
Compression interruption	Minimization	Less than 10 seconds	
Compression: ventilation ratio	30:2		
Compressions-only	Recommending	Untrained or trained and not proficient	

7. 용어 정의

심정지와 관련한 용어는 같은 단어가 다른 의미를 지니거나 다른 단어가 같은 의미를 나타내는 불명확한 문제가 있었다. 병원전 심정지 자료의 통일된 보고를 위한 유스타인 지침(Utstein guidelines)에서는 통일된 정의를 마련함으로써 이러한 문제를 해결했고 저자도 유스타인 정의에 따른 아래의 용어를 본 교재에 사용했다. 그리고 저자가 정리한 용어를 일부 추가했다. 이 정의에서 빠진 용어들은 일반적으로 사용하고 있는 범주에서 뜻이 통하도록 했다.

심정지(cardiac arrest)는 심장의 기계적 움직임이 멈추는 것으로 맥박이 없고 반응이 없으며 호흡이 없는(혹은 빈사호흡) 것으로 확인한다.

심폐소생술(CPR)은 자발순환을 회복하기 위한 폭넓은 시도이다.

기본심폐소생술(basic CPR)은 가슴을 외부에서 눌러 혈액순환을 유지하고 폐에 호기를 불어넣는 시도이다. 구조자는 일반인이 사용하는 기도유지 기구나 안면보호구를 통해 환기를 제공할 수 있다.

기본소생술(BLS, basic life support)은 기본심폐소생술과 자동제세동(AED, automated external defibrillator) 처치 등이다.

현장 일반인 심폐소생술(bystander CPR, lay responder CPR, or citizen CPR)은 일정한 응급의료서비스체계에 속해 있지 않은 사람이 실시한 기본심폐소생술이다. 일반적으로 심정지를 발견한 사람이 현장인(bystander)에 해당한다. 상황에 따라 의료종사자(health care provider)인 의사·응급구조사·간호사가 현장인이 된다.

응급구조대원(emergency personnel)은 응급의료와 관련된 기관에 조직된 반응팀에 종사하는 사람으로서 응급의료종사자이다. 현장에서 의사·응급구조사·간호사가 조직된 반응팀의 일원이 아닌 상태에서 심정지를 발견하고 심폐소생술을 시작하면 응급구조대원이 아니다.

소생술이 고려되는 확인된 심정지(confirmed cardiac arrests considered for resuscitation)에는 모든 무반응·무호흡·무맥 환자가 포함된다.

소생술이 시도되지 않는 경우(resuscitation not attempted)에는 소생 불가능한 사망의 확실한 증거가 포함되는데 목이나 몸통 절단·소각·부패·사후경직·시반 등이다.

소생술이 시도된 경우(resuscitation attempted)는 소생술을 시도한 모든 경우가 포함되며 소생 시도는 기본심폐소생술을 시도한 것이다.

목격된 심정지(arrest witnessed)는 현장인이나 응급의료종사자가 환자의 발생을 보거나 들은 것이다.

저자가 추가로 정리한 내용은 아래와 같다.

생존의 두 바퀴는 기본심폐소생술과 자동제세동으로 이루어진 기본소생술이다. 자전거가 두 바퀴로 나아가는 것과 같다. 기본심폐소생술로 뇌 괴사를 막고 심근 대사를 유지하여 자동제세동으로 심장 전도계를 정상으로 되돌릴 수 있다. 기본심폐소생술은 뇌사지연술이고 자동제세동은 심박회복술이다. 정부는 AED나 자동제세동기와 같은 낯선 말 대신에 일반인이 쉽게 알 수 있는 자동심장충격기를 권장하고 있다.

30여 년 동안 발표된 연구들을 체계적으로 정리하여 메타 분석한(systematic review&meta-analysis) 결과에 따르면 목격 심정지와 현장 일반인 심폐소생술 시에 생존퇴원율(survival rate to discharge)이 높았으나 전체적인 생존퇴원율은 7.6% 정도에 머물고 있었다. 생존퇴원율은 운명적 요인에 의해 제한받고 있어서 인위적 요인의 개선에도 불구하고 한계가 드러나고 있다.

기본심폐소생술 시행 의지(willingness)는 장애 요인이 적거나 없는 상태이다. 태도교육(attitude education)으로 장애 요인을 줄여 궁극적으로는 시행률을 높일 수 있을 것으로 기대할 수 있다. 장애 요인에는 뇌사에 대한 이해 부족·부정확한 실시에 대한 공포·환자손상에 대한 우려·심정지 환자의 두려운 모습·법적 책임에 대한 우려·처치제공자의 신체적 한계·감염의 공포 등이 있다.

회색 환자(gray patients)는 심정지(arrest)에서 자발순환회복(ROSC, return of spontaneous circulation) 후 생존(survival)했으나 양호한 신경학적 상태(CPC·OPC 1 or 2)로 회복하지 못하고 장애를 지닌 채 살아야 하는 사람들을 말한다. 심정지 환자의 자발순환회복 여부와 생존의 질은 운명적 요인을 구성하는 나이·심정지 장소·목격 유무 등에 많은 영향을 받는다. 회색 환자를 줄이기 위해서는 빠른 발견과 질 높은 기본소생술을 할 수밖에 없는데 인위적 요인을 통해 자발순환회복과 생존의 질을 개선하려는 노력에는 한계가 있으므로 회색 환자는 상존한다. 하지만 회색 환자의 수는 국가나 지역사회의 기본심폐소생술과 응급의료서비스 체계의 질적 지표로도 볼 수 있다.

예방가능외상사망(preventable trauma deaths)은 외상으로 인한 손상과 그 합병증이 생존할 수 있는 상황이어야 함(the injuries produced by trauma and its sequelae must be survivable), 제공된 진료의 질이 표준 진료에 비해 낮은 수준이어야 함(the care which has been delivered must be suboptimal when compared with standards), 확인된 진료 과정의 오류가 직간접적으로 환자의 예후에 영향을 미쳐야 함(the identified errors in the delivery of care have directly or indirectly contributed to patient outcome) 등의 3가지 기준을 충족한 경우이다.

우리나라 예방가능한 외상 사망률 연구에서는 잠재적으로 예방 가능한 사망(potentially preventable death)이 35.2%였으며 예방 가능한 사망을 초래한 오류가 병원전 구급 단계 30.3%, 응급실 단계 51.2%, 병원간 이송 단계 60.8%로 나타났다.

소생술을 시도하지 않는 상황은 머리나 몸통의 절단·사후경직·시반·부패 등으로 의사의 사망선고를 받은 경우에 해당한다. 집 이외의 곳에서 응급상황이 아닐 때의 소생포기 지시서(DNR, do-not-resuscitate orders)나 사전연명의료의향서를 작성한 사람이 대상이 된다. 목숨이 귀하듯 삶의 질도 귀하다.

과제

- 보고서·학위청구논문·연구논문의 차이점을 정리해보자.
- 근거 수준을 나누는 다양한 기준을 조사해보자.
- 일반인 기본심폐소생술 지침에 근거가 될 수 있는 체계적 종설과 메타 분석 논문을 조사해보자.
- 미국심장협회의 기본심폐소생술에 참고문헌으로 활용된 우리나라 논문을 조사해보자.
- 미국심장협회·유럽소생위원회·국제소생위원회·대한심폐소생협회의 기본심폐소생술 지침의 차이점과 근거를 조사해보자.
- 병원전 심정지 자료의 통일된 보고를 위한 유스타인 지침을 적용한 우리나라의 논문을 조사해보자.
- 병원전 심정지 자료의 통일된 보고를 위한 유스타인 지침에서 정의한 용어를 조사해보자.

III 시행 의지

일반적으로 교육(education)은 지식(knowledge)·술기(skill)·태도(attitude) 분야(domain)의 적절한 조화 속에서 이뤄져야 한다. 미국심장협회의 심혈관 응급처치교육 핵심개념에는 술기 실습을 강조하고 있으나 시행 의지를 높이는 데 한계가 있다. 시행 의지가 시행률에 영향을 미칠 수 있음에도 불구하고 미국심장협회의 핵심개념에서는 술기 능력을 개선하는 방법 위주로 나열하고 있다. 자기효능감(어떤 임무나 역할을 성공적으로 수행할 수 있다는 자신의 능력에 대한 구체적인 확신이나 기대)이 높을수록 행동을 시도하고 지속할 가능성이 있으므로 숙련도를 높이는 기본심폐소생술 실습 방법이 시행률을 높일 수 있으나 장애 요인을 줄이는 태도교육보다 직접적이지 않은 방법이다. 결과적으로 심정지 환자가 발생한 현장에서 일반인이 기본심폐소생술을 자발적으로 시행하도록 하는 태도교육은 미진했다. 기본심폐소생술 제공 의지는 장애(barrier)가 적거나 없는 상태이므로 장애를 줄이는 구체적인 태도교육이 필요하다.

전반적으로 7.6%에 머물러 있는 생존퇴원율을 개선하기 위해서 일반인 목격자에 의한 즉각적인 기본심폐소생술의 제공을 주장했는데 태도교육으로 달성될 수 있다. 기본심폐소생술 교육을 받은 일반인 가운데 시행한 경우는 적었고 그 주된 이유는 공포였는데 태도교육으로 완화될 수 있다. 심정지 상황에 대한 충분한 정보제공을 통해 심폐소생술에 대한 장애를 줄일 수 있을 것으로 제안하기도 했는데 이것도 태도교육에 포함될 수 있다. 기본심폐소생술 5분 동영상을 1·2회 시청한 군보다 3회 시청한 군에서 심폐소생술에 대한 태도가 우수했던 것은 지식이 태도에 긍정적인 영향을 미쳤던 것으로 보이며 기본심폐소생술 장애를 줄이는 태도교육을 추가하여 지식과 술기를 적어도 9개월 동안 유지할 수 있었던 것은 태도가 지식과 술기에 긍정적인 영향을 미쳤던 것으로 판단된다. 지식·술기와 태도는 상호 영향을 준다고 할 수 있으므로 지식과 술기 교육뿐만 아니라 시행 의지를 위한 태도교육을 해야 한다.

기본심폐소생술 제공 태도에 미치는 영향을 분석하여 뇌사에 대한 이해 부족·부정확한 실시에 대한 공포·환자손상에 대한 우려·심정지 환자의 두려운 모습·법적 책임에 대한 우려·처치제공자의 신체적 한계·감염의 공포 등 장애 요인들은 이미 확인됐다. 가족·친척·아는 사람에 대해서 기본심폐소생술 제공 의지가 긍정적이기도 했으나 이는 낯선 환자에 대한 법적 책임이나 감염과 관련된 부정적 태도에 대한 반작용으로 보인다. 의지요인을 강화하는 교육은 위에서 정리한 7개 장애 요인을 줄이는 아래 내용으로 기본심폐소생술 교육에 쉽게 적용할 수 있다.

심정지 후 4–5분이 지나면 뇌사가 시작되므로 현장 기본심폐소생술의 필요, 단순해진 기본심폐소생술의 요약 제시, 가슴압박 과정에서 갈비뼈 골절이나 장기 손상의 발생 가능성, 심정지 환자의 모습을 무섭게 여기지 않도록 예시, 「선한 사마리아인 법」에 해당하는 「응급의료에 관한 법률」상의 일반인 면책, 인체역학을 이용해 체중을 실어 가슴을 압박하는 방법, 매우 드문 감염의 예와 입 대 입 인공호흡의 생략을 제시하면 된다.

Table 10. Barrier & willingness variables to performing cardiopulmonary resuscitation

Variable	
Barrier	Willingness
Misunderstanding brain death	Prevention of brain damage progression
Fear of performing CPR incorrectly	Confidence in ability to perform correct compression
Concern for injuring the victim	Understanding sequelae of compression
Physical limitations	Confidence in provider's own physical ability
Fear of infection	Low probability of infection
Victim characteristics	Ability to overcome patient's appearance
Fear of liability	Awareness of exemption from liability

대학생들을 대상으로 90분의 기본심폐소생술 훈련 후 지식·술기·태도의 자가평가 점수에서 실험군 1(30분씩의 이론·실습· 태도교육)은 실험군 2(30분 이론·90분 실습교육)나 대조군(45분씩의 이론·실습교육)보다 지식·술기·태도에서 높은 자가평가 점수를 나타냈다. 의지요인을 강화하는 태도교육은 지식과 술기에도 긍정적 효과를 미쳤다. 실험군 1에서 기본심폐소생술 시행 의사 승산비(odds ratio)는 태도 점수가 증가할 때 유의하게 증가하여 태도 점수가 1단위 증가할 때 시행 의사가 있을 가능성은 5.622배로 나타났다. 실험군 2에서 기본심폐소생술 시행 의사 승산비는 태도 점수가 증가할 때 유의하게 증가하여 태도 점수가 1단위 증가할 때 시행 의사가 있을 가능성은 2.801배로 나타났다. 대조군에서 기본심폐소생술 시행 의사 승산비는 태도 점수가 증가할 때 유의하게 증가하여 태도 점수가 1단위 증가할 때 시행 의사가 있을 가능성은 1.668배로 상대적으로 낮게 나타났다. 의지요인을 강화하는 강의를 하여 시행 의사를 많이 높일 수 있으며 실습교육을 늘려도 시행 의사를 어느 정도 높일 수 있었다. 실습교육을 통해 숙련도를 높이면 시행 의사를 높일 수 있겠지만 의지요인을 강화하면 효과적으로 시행 의사를 더욱 높일 수 있다.

Table 11. Comparisons of self-assessed score means among the three cardiopulmonary resuscitation training groups

	Group	Self-assessed score					
		Before the course			After the course		
		Mean (SD)	*F*	*p*	Mean (SD)	*F*	*p*
Knowledge	Experimental group 1	2.57 (0.73)	0.425	0.654	3.97 (0.72)	11.971	0.000
	Experimental group 2	2.53 (0.77)			3.60 (0.76)		
	Control group	2.62 (0.62)			3.55 (0.59)		
Performance	Experimental group 1	2.23 (0.86)	1.706	0.183	3.83 (0.76)	14.655	0.000
	Experimental group 2	2.50 (0.97)			3.73 (0.84)		
	Control group	2.43 (0.99)			3.29 (0.79)		
Attitude	Experimental group 1	3.01 (1.07)	1.462	0.233	4.04 (0.77)	38.197	0.000
	Experimental group 2	3.18 (1.02)			3.13 (0.99)		
	Control group	3.23 (0.90)			3.06 (1.09)		

Experimental group 1, 30 min lecture 30 min of practice&30 min attitude education; Experimental group 2, 30 min lecture&60 min practice; Control group, 45 min lecture&45 min practice.
by Likert scale 1, not at all; 2, not really; 3, undecided; 4, somewhat; 5, very much.
Effect of attitude education to perform cardiopulmonary resuscitation, 2017.

Table 12. Logistic regression of the readiness to perform cardiopulmonary resuscitation for non-family members predicted by domains

Group	Domain	OR	95 % CI	*p*
Experimental group 1	Knowledge	1.751	0.577-5.314	0.323
	Performance	1.942	0.651-5.794	0.234
	Attitude	5.622	1.876-16.85	0.002
Experimental group 2	Knowledge	0.721	0.408-1.273	0.260
	Performance	0.810	0.489-1.342	0.414
	Attitude	2.801	1.737-4.519	0.000
Control group	Knowledge	0.970	0.452-2.085	0.939
	Performance	1.694	0.877-3.273	0.117
	Attitude	1.668	1.060-2.625	0.027

Effect of attitude education to perform cardiopulmonary resuscitation, 2017.

1. 시행 의지 조사 도구의 필요성

기본심폐소생술은 지식보다 술기가 중요하며 시행 의지를 유도하는 태도교육은 더욱 중요하다. 일반인의 술기·시행 의지·자동제세동기 사용을 돕는 노력은 지역사회의 소생 결과를 개선시켰으나 일반인이 병원전 심정지 환자에게 기본심폐소생술을 자발적으로 시행하도록 하는 태도교육은 부족했다. 태도교육으로 일반인 기본심폐소생술 시행 의지를 강화하여 자발순환회복(ROSC)·생존(survival)·양호한 신경학적 상태(CPC, OPC 1 or 2)에 긍정적 영향을 미칠 수 있다.

일반인 기본심폐소생술 시행 의지에 영향을 미치는 요인을 명확하게 밝힐 필요가 있다. 시행 의지는 정의적 영역(affective domain)에 속하므로 연구자마다 다른 설문을 이용하여 측정되었다. 다른 설문이나 다양한 심정지 가상 시나리오를 사용하여 시행 의지 관련 자료를 수집했기 때문에 결과를 서로 비교하는 것에는 한계가 있었다. 시행 의지에 영향을 미치는 요인을 종합하기 어려웠고 시행 의지와 응답자의 인구학적 특성이나 시행 의지와 교육방법 간의 관련성을 파악할 수도 없었다.

일반인 기본심폐소생술 시행 의지의 통일된 조사를 위한 지침이 마련된다면 시행 의지를 강화하는 요인들을 객관적으로 밝혀 병원전 심정지 상황·교육생 특성에 맞춰 입증된 교육방법을 적용하여 시행 의지를 효과적으로 강화할 수 있을 것이다. 교육 성과를 평가하여 교육 질 향상 프로그램을 적용할 수 있을 것이다. 일반인 기본심폐소생술 시행 의지를 평가하는 통일된 도구에 의해 연구논문의 자료가 축적되면 이를 근거로 체계적 종설 뿐만 아니라 메타 분석을 쉽게 적용할 수 있으므로 일반인 기본심폐소생술 시행 의지의 향상을 위한 교육 지침을 제정할 수 있을 것이다.

과제

- 시행 의지를 측정하는 방법의 종류와 장단점을 정리해보자.
- 시행 의지 연구에서 내적·외적 타당도를 높이는 방법을 구성해보자.
- 일반인의 기본심폐소생술 시행 의지를 높이는 다른 방안을 조사해보자.
- 시행 의지와 관련한 일반인의 예상 질문과 강사의 답변을 정리해보자.

Ⅳ 동영상 훈련

기본심폐소생술 동영상 자가학습(video self-instruction)의 훈련 효과와 관련된 요인 등이 일부 밝혀졌다. 심폐소생술 자가학습(CPR self-instruction)이 통상적인 대면 훈련(conventional face-to-face training)을 일부 대체할 수 있는 근거도 제시되었다.

교육하지 않은 대조군과의 비교였지만 5분간의 동영상 자가학습이 심폐소생술 술기와 시행 태도(attitude to attempt CPR)에 효과를 나타냈고 1회 대면 교육(conventional method)의 대조군과 비교였지만 휴대전화 동영상(video clip on a mobile)을 이용해 수시로 반복한 자가학습이 심폐소생술 술기·자신감·시행 의지에 지속적 효과를 나타냈다. 30분의 동영상 자가학습과 30분의 대면 교육을 비교한 연구에서는 대면 교육이 심폐소생술 술기와 시행 의지에서 우수한 결과를 나타냈다. 동일 시간에서는 대면 교육의 효과가 있으나 동영상을 이용한 반복 학습조건에서는 동영상 자가학습의 효과가 확인되었다.

대학생들을 대상으로 동영상 자가학습 시간이 기본심폐소생술 술기와 태도에 미치는 영향을 확인하기 위해 5분 길이의 성인 기본심폐소생술 동영상을 5분 동영상 학습군(VSI, video self-instruction)에게는 1회, 10분 동영상 학습군에게 2회, 15분 동영상 학습군에게 3회 시청하도록 했는데(일반인을 대상으로 자동제세동을 포함하는 성인기본심폐소생술 훈련에 5분, 30분 동영상의 효과를 확인한 선행연구를 참조) 반복 시청의 교육 효과가 역시 있었다. 자가평가점수를 이용하여 기본심폐소생술 동영상 학습 전후의 비교에서 5분 동영상 학습군은 술기에서 통계적으로 유의한 차이가 나타났고 10분 동영상 학습군은 지식과 술기에서 통계적으로 유의한 차이가 나타났으며 15분 동영상 학습군은 지식·술기·태도에서 통계적으로 유의한 차이를 나타냈다.

마네킨을 이용하여 동영상 학습군 간의 기본심폐소생술 술기(skill)의 차이도 비교했다. 부정확한 압박위치, 가슴압박 평균깊이, 분당 가슴압박 수에서 집단 간에 통계적으로 유의한 차이를 보이지 않았으나 15분 동영상 학습군이 상대적으로 지침에 가까운 성적을 나타냈다. 인공호흡 정확도(전체 인공호흡 가운데 1초간 500–800 ml를 불어넣은 인공호흡 수)에서는 학습시간이 길어지면서 정확도가 높아졌고 세 집단 간에 통계적으로 유의한 차이가 있었고 5분과 15분 동영상 학습군, 10분과 15분 동영상 학습군 간에 통계적으로 유의한 차이를 확인했다.

비록 자가평가점수였지만 기본심폐소생술 동영상 자가학습 전후의 차이에서 5분 동영상 학습군은 술기, 10분 동영상 학습군은 지식·술기, 15분 동영상 학습군은 지식·술기·태도가 개선되었다. 학습시간이 길어지면서 우수한 훈련 효과를 보였던 것으로 5분 동영상을 3회 반복 시청한 집단에서 기본심폐소생술의 태도까지 좋아진 점은 주목할 만하다. 반복해서 익힘으로써 기본심폐소생술에 대한 자신감이 생겨 태도에 긍정적인 영향을 미친 것으로 풀이된다. 휴대전화 동영상(video clip on mobile)을 이용해 수시로 반복한 자가학습 시에 자신감과 시행 의지에서 지속적 효과를 보였던 선행연구와 유사한 결과였지만 이 연구에서는 학습시간과 반복횟수를 명확하게 밝힌 점에 그 의의가 있다.

그렇지만 30분 동영상 자가학습과 30분 대면 교육의 비교에서 대면 훈련이 기본심폐소생술 시행 의지에서 상대적으로 우수한 결과를 보였던 연구에 의하면 15분의 동영상 자가학습이 15분의 대면 훈련보다 우수하다고 판단하기는 어렵다. 그러므로 동영상 자가학습에 기본심폐소생술 시행 의지를 높일 수 있는 내용을 추가한다면 적극적인 태도 형성에 도움을 줄 수 있다.

15분 동영상 학습군이 마네킨 가슴압박 수행능력에서 상대적으로 지침과 가까운 성적을 보였던 것은 반복 학습이 술기 능력에 영향을 미친 것으로 판단된다. 그렇지만 통계적으로 유의한 차이를 보이지 않은 점은 기본심폐소생술 실기(hands-on practice)가 없었기 때문으로 판단된다. 이것은 동영상 자가학습의 한계로 판단되며 기본심폐소생술 실습의 필요성을 제시한 선행연구의 결과와 같다.

1분 동영상 학습군, 5분 동영상 학습군, 8분 동영상과 실습(video with practice) 학습군 간에 기본심폐소생술 수행능력에서 차이가 없었던 연구가 있었고 45분 동영상 학습에 45분 실습을 추가한 경우에 기본심폐소생술과 자동제세동 수행능력에 차이가 있었던 연구를 참고하면 기본심폐소생술 교육시간은 45분 정도가 필요할 것이다. 5분, 10분, 15분 동영상 학습군 간에 인공호흡의 정확도에서 차이를 보였지만 가장 우수한 수행능력의 15분 동영상 학습군도 정확도가 27.3 %에 불과했던 점은 두부후굴 하악거상(head-tilt chin-lift)을 유지하면서 1초에 걸쳐 500-800 ml의 인공호흡을 해야 하는 술기의 정교한 특성을 반영한다.

일반인 기본심폐소생술에서 인공호흡은 생략할 수 있으나 의료인(health care provider)을 위한 동영상 자가학습을 위해서는 인공호흡을 포함해야 하므로 동영상 제작에 참고해야 한다. 이것은 동영상 자가학습의 한계로 판단되므로 기본심폐소생술 동영상 자가학습과 함께 실습을 추가할 필요성이 있다. 하지만 기본심폐소생술 동영상 자가학습의 효과가 확인되었으므로 원격교육이나 대면 교육에 활용할 수 있다.

Table 13. Comparison of self assessed score between before&after video self-instruction groups

M(SD)

Self assessed score	5-Min VSI		t	p	10-Min VSI		t	p	15-Min VSI		t	p
	pre	post			pre	post			pre	post		
Knowledge	3.2 (0.5)	3.2 (0.6)	-0.70	.49	2.8 (0.5)	3.2 (0.6)	-3.33	<.00	3.3 (1.0)	3.6 (0.8)	-2.58	.02
Skills	3.0 (0.8)	3.2 (0.6)	-2.25	.03	2.6 (0.7)	3.0 (0.8)	-3.33	<.00	3.2 (1.2)	3.6 (1.0)	-2.63	.02
Attitude	3.0 (1.2)	3.1 (1.2)	-1.36	.18	3.0 (1.1)	3.1 (1.0)	-0.70	.49	3.0 (1.1)	3.3 (1.2)	-2.60	.02

by Likert scale 1, not at all; 2, not really; 3, undecided; 4, somewhat; 5, very much.
Effectiveness of 5, 10, 15-min video self-instruction in cardiopulmonary resuscitation training, 2018.

Table 14. Comparison of manikin assessed skill between video self-instruction groups

M(SD)

Manikin assessed skill	5-Min VSI	10-Min VSI	15-Min VSI	F	p
Incorrect pressure point(#)	80.2(207.1)	47.2(60.4)	35.6(39.8)	0.84	.44
Compression depth (50-60 mm)	48.2(10.1)	47.1(7.6)	49.2(9.9)	0.33	.72
Compression rate (100-120/min)	131.0(12.1)	128.6(14.9)	123.8(12.5)	2.03	.14
Ventilation correctness(%)	8.7(19.9)	17.3(22.7)	34.0(27.3)	7.83	<.00

by Resusci Anne SkillReporter™.
Effectiveness of 5, 10, 15-min video self-instruction in cardiopulmonary resuscitation training, 2018.

감염병 유행기의 기본심폐소생술 동영상 자가훈련의 필요성이 커지고 있다. 미국심장협회 지침에 의하면 기본심폐소생술(basic CPR)에서 가슴압박 위주로 절차를 단순화하여 일반인(layperson)이 간단하게 익히도록 함으로써 기본심폐소생술을 활성화하고 뇌 혈류를 늘림으로써 심정지 환자의 생존 가능성을 높이는데 초점을 두었다. 코로나19 유행기(COVID-19 pandemic)에 감염차단을 위한 인공호흡의 생략은 비의료인(non-healthcare provider) 심폐소생술 훈련에서 과거 보다 더 중요한 요소가 되었다.

감염에 안전한 훈련 조건(infection-free training condition)은 조성되어 있다. 심폐소생술 단순화로 심폐소생술 동영상(CPR video)을 쉽게 제작할 수 있게 되었고 인터넷 통신망으로 비대면 훈련(non face-to-face training)을 적용할 수 있게 되었다. 감염병 유행기의 비의료인 심폐소생술 교육에서는 비대면 훈련(non face-to-face training)을 늘리고 대면 훈련(conventional face-to-face training)을 최소화하거나 없애는 방안이 필요하다. 미국심장협회 지침(American Heart Association Guidelines)의 심혈관 응급처치 교육개념(Emergency Cardiovascular Care Educational Concepts) 가운데 평가(assessment)가 포함된다. 간단한 평가를 통해 비대면 훈련의 성취 정도를 확인하고 숙달해야 할 내용을 요약 강조한다면 대면 훈련을 최소화할 수 있다.

과제

- 일반인 기본심폐소생술 교육 동영상에 필요한 형식과 내용을 정리해보자.
- 일반인 교육에 활용 가능한 동영상을 찾아보고 제작해보자.

V 마네킨 실습

음성 교정 마네킨(voice advisory manikin)은 가슴압박 깊이의 정확도를 높였고 소리 교정 마네킨(audio feedback manikin)은 가슴압박 속도의 정확도를 높였다. 교정 촉진(feedback·prompt) 장치들은 심폐소생술 능력의 유지(CPR retention)도 개선했고 언어적·청각적 촉진 교정(verbal·audio–prompts feedback)을 이용한 심폐소생술 훈련도 개선 효과가 있었다. 실시간 시청각 교정 마네킨(real–time audiovisual feedback manikin)을 활용한 훈련은 병원 심정지 환자에 대한 심폐소생술의 적용을 늘렸다. 유행음악을 이용한 훈련(the Bee Gees' Stayin' Alive(Broadcast Music Inc., Nashville, USA))을 통해 가슴압박 술기 능력을 5주간 지속시켰고 교육생들의 능력과 자신감도 개선되었으며 메트로놈(metronome)을 활용한 훈련도 가슴압박 술기 능력을 개선시켰다. 마네킨을 활용한 훈련들이었지만 성적의 분석을 통해 기본심폐소생술 훈련과 병원에서의 시행률(implementation rate) 개선에 기여했다.

고성능 마네킨(higher–fidelity manikin)은 술기습득에 도움을 주지만 술기와 지식의 장기간 유지에 있어서는 효과가 없었으므로 간단한 교정 장치를 이용해 학습 효과를 높일 수 있다. 간단한 마네킨 교정 장치도 실습교육에 효과적이며 술기 평가에 객관적 지표로 활용할 수 있다. 발광체·메트로놈·음악을 통해 교정과정을 거치면 훈련생의 수행능력은 자연스럽게 향상된다. 청각 장치는 가슴압박 속도를 숙달하는데 효과가 있고 시각 장치는 가슴압박 깊이와 이완을 익히는데 도움을 준다. 궁극적으로 마네킨 교정은 현장에서 기본심폐소생술의 질을 높이는데 기여할 수 있다. 마네킨 교정을 활용할 수 없다면 메트로놈 기능을 활용할 수 있다. 심폐소생술 마네킨을 훈련에 효과적으로 활용하기 위해서는 마네킨 장비에 대한 이해와 관리가 필요하다.

1. 성인 심폐소생술 마네킨(Resusci Anne)

(1) 설치

마네킨 가방의 손잡이나 바퀴를 이용해서 이동→손잡이의 로고가 뒤집히지 않게 가방을 눕힘→양 걸쇠를 눌러 개방→얼굴 보호 박스 제거(전신 세트)→깔개를 펴고 마네킨을 바로 눕힘→스킬가이드나 스킬리포터를 마네킨 오른쪽 옆구리에 연결→기록지 말단을 제거

포장은 역순

장거리 운반에는 카드보드 박스에 가방을 넣어 운송

(2) 스킬가이드(Skillguide)

발광체에 의해 심폐소생술의 내용이 표시되는 이 장비의 사용으로 강사는 교육의 지침으로 활용할 수 있고 교육생은 술기의 향상에 도움을 받을 수 있음

1) 가슴팽창

녹색: 0.81-1.21리터(AHA)나 0.41-0.61리터(ERC)

황색: >1.21리터(AHA)나 >0.61리터(ERC)

적색: >1초(AHA)나 >0.5초(ERC)

2) 가슴압박

녹색: 4–5 cm

황색: >5 cm

적색: 압박점 오류

3) 사용

1.5 V, C, 4개=125 hr 스킬가이드는 1.8 m의 전선이 영구 연결되어 있고 마네킨에 연결되는 8개의 수 핀이 달린 원위부로 구성

기도교체·내부수리 중에 전원을 끔

(3) 스킬리포터(SkillReporter)

컬러 라이트와 기록지에 의해 심폐소생술의 내용이 표시되는 이 장비의 사용으로 강사는 교육의 지침으로 활용할 수 있고 교육생은 술기의 향상에 도움을 받을 수 있음

1) 가슴팽창

황색: <0.81리터(AHA)나 <0.41리터(ERC)

녹색: 0.81–1.21리터(AHA)나 0.41–0.61리터(ERC)

적색: >1.21리터(AHA)나 >0.61리터(ERC)

2) 가슴압박

황색: <4 cm

녹색: 4–5 cm

적색: >5 cm나 >1초(부적절 압박 커브 뒤 ! 프린트 출력)

3) 기도 호흡 순환

가볍게 흔들어 반응확인: r 프린트 출력

두부후굴 하악거상으로 기도개방: a 프린트 출력

10초간 경동맥 확인: c 프린트 출력

4) 사용

1.5 V, D, 8개=125 hr.(마네킨), 스킬리포터는 1.8 m의 전선이 영구 연결되어 있고 마네킨에 연결되는 8개의 수 핀이 달린 원위부로 구성. 기도교체·내부수리 중에 전원을 끔

마네킨 오른쪽 옆구리나 스킬리포터의 on·off 단추를 눌러 작동

10분간 미 사용시에 자동 꺼짐

메트로놈: 압박 훈련

Log: 스킬리포터가 연결되어 있으면 스킬리포터가 on인 상태에서 Log 단추를 눌러 작동하거나(스킬리포터가 연결되어 있지 않으면) 마네킨 오른쪽 옆구리 Log 단추를 눌러 훈련내용을 저장·출력할 수 있음. 훈련 후 off가 되었어도 프린트 기능을 켜 반복 출력이 가능하나 새로 Log 단추를 켜서 다른 훈련이 시작되면 먼저 내용은 지워짐

- Long Report: 아날로그+디지털 통계 출력
- Short Report: 디지털 통계 출력
- Log On: 심폐소생술 중에 Long Report를 누르면 실시간 아날로그+디지털 통계 출력
- Log On: 심폐소생술 후 Long Report를 누르면 아날로그+디지털 통계 출력

AHA와 ERC 지침에 따른 변화: Log와 메트로놈 단추를 5초간 누르고 프린트 출력 내용 확인

(4) 감염예방

수강생 각자의 마네킨 페이스(manikin face) 사용을 권장하며 공동사용에 매번 감염차단 조치를 한다.

1) 마네킨 페이스 탈착

마네킨 양쪽 귀의 고정대로부터 마네킨 페이스를 제거→밸브 커플링(valve coupling) 부위의 마네킨 페이스를 제거

마네킨 페이스의 입 부위를 눌러 페이스 커플링이 나오게 함→페이스 커플링을 마네킨 기도 연결부에 밀어 넣음→양쪽 귀의 고정대에 연결

2) 마네킨 와이프(manikin wipe) 사용

포장을 뜯어 1회용 와이프를 폄→힘차게 마네킨 얼굴 부위를 힘차게 문질러 줌→마네킨 얼굴 부위를 와이프로 30초간 덮음→1회용 천으로 완전히 닦아냄

3) 마네킨 페이스 쉴드(manikin face shield) 사용

수강생의 심리적 안정과 실제 사용 훈련에 도움을 줌

1회용 페이스 쉴드의 전면과 상하면이 바뀌지 않도록 마네킨의 얼굴을 덮음→페이스 쉴드의 필터와 기도를 일치시킴

4) 기도와 폐 교환

마네킨 페이스 제거하고 목 피부를 턱에서 벗김→하악을 당겨서 제거→기도 연결부로부터 흡입튜브를 분리 후 목을 통해 튜브를 당김→흡입튜브를 마네킨 옆구리에서 분리→흡입튜브와 흡입튜브의 원위부를 서로 연결→폐판의 기도와 폐를 제거 후 폐기

폐판에 교체용 Airways(152250)의 기도와 폐를 결합→폐판에 완전히

밀착될 때까지 폐 연결부를 누름→환기 슬라이더가 자유롭게 움직이는지 확인→흡입튜브를 마네킨 옆구리에 2-3 cm 결합→기도 연결부에 흡입튜브를 목을 통해 밀어 넣어 연결→하악을 밀어 연결→목 피부를 턱에 덮음→가슴 피부의 압박점 입력부와 본체의 돌출된 환기-압력 입력부를 맞추어 연결

과제

- 기본심폐소생술 실습에 활용되는 고성능 마네킨과 저성능 마네킨의 재원 및 장단점을 정리해보자.
- 기본심폐소생술 실습에 활용할 수 있는 다양한 장비를 정리해보자.
- 기본심폐소생술 실습 시의 감염차단 방안을 정리해보자.
- 기본심폐소생술 실습실의 마네킨과 자동제세동기 배치를 구상해보자.

VI 술기 시험

50분의 동영상 자가학습 및 5분의 마네킨 실습을 마친 동일군을 대상으로 실기 시험(skill testing)의 효과를 입증했고 의대생 대상 연구에서는 3.5시간의 병원 소생술 훈련 및 30분의 술기 시험을 본 실험군이 4시간의 병원 소생술 훈련을 받은 대조군과 비교해 2주 후 평가에서 우수한 성적을 보였다. 실기와 술기 시험을 통해 교육효과를 볼 수 있으며 술기 시험은 실기 시간을 어느 정도 줄일 수 있다는 의미이다. 술기 시험이 실기 시간을 완전히 대체하기는 어렵겠지만 어느 정도 줄일 수 있을 것으로 기대된다.

따라서 기본심폐소생술 학습자에게 단계별로 명확하게 정리된 절차의 평가표를 제시하여 연습시키고 실기시험을 봐야 한다. 이 과정에서 틀리거나 미숙한 단계에 대해 환류(feedback)를 진행할 수 있으며 학습자는 제대로 완수하지 못한 절차에 대해 숙달하는 기회를 얻게 된다. 술기 시험은 연습 과정의 일부임을 명심한다. 나아가 현장 일반인 성인 소아 심폐소생술 훈련은 현실적이어야 한다. 현실적인 심정지 상황을 가정하여 기본심폐소생술 실습 강의와 술기 시험을 운영하면 교실과 현장과의 괴리감을 줄일 수 있다. 아래와 같이 현실성 구체성을 부여함으로써 일반인의 자신감을 높여 줄 뿐만 아니라 시행률도 높일 수 있을 것으로 기대할 수 있다. 술기 시험은 기본심폐소생술 연습 과정의 일부이다.

1. 기본심폐소생술

현장 안전 확인단계에서는 주행차량·화재현장·위험물질 등의 확연한 위험뿐만 아니라 난폭한 환자·흥분한 보호자·범죄 현장·가정 폭력 등의 미묘한 위험을 제시하여 안전을 확보하도록 강조한다. 현장 일반인 스스로 안전을 확보하는 방법은 충분한 안전거리를 두고 추가 피해자가 발생하지 않도록 현장을 통제하며 확인한 현장정보를 119로 신고한다. 신고 내용은 환자 발생 시간·장소·원인·상태·위험요소 등이다.

현장 안전이 확보되면 쓰러진 환자의 머리 쪽으로 다가가 환자의 어깨를 가볍게 치면서 큰 소리로 '괜찮으세요?'라고 외치며 반응을 살피도록 한다. 환자의 어깨는 편하게 만질 수 있는 인체부위이다. 환자로 판단하면 머리·목·등이 꺾이지 않도록 딱딱하고 편평한 바닥에 조심스럽게 바로 눕히도록 한다. 이차손상을 막기 위해 척추를 보호하는 최소한의 움직임으로 환자평가와 가슴압박·인공호흡을 제공할 수 있는 자세를 만든다. 환자가 움직이지 않고 소리를 내지 않으며 가슴의 오르내림이 없는 것을 한 번 훑어보면서 빠르게 확인하도록 한다. 무반응·무호흡과 함께 움직임도 없으면 심정지이다. 호흡과 심박은 약간의 시차를 두고 같이 멈추기 때문이다. 비의료인이 심정지 상황에 당황할 수 있고 약해진 목동맥을 정확하게 확인하기 어렵기 때문이기도 하다. 목동맥 확인단계를 없앰으로써 간단해졌고 현장에서 쉽게 적용할 수 있게 되었다.

심정지이거나 살아있으나 환자로 보이면 주위 사람을 지적하며 119신고와 근처에 있는 자동심장충격기를 요청하도록 한다. 각 현장인에게 신고와 요청을 따로 지시하며 AED나 자동제세동기와 같은 낯선 말 대신에 자동심장충격기나 아파트 로비에 있는 것 등의 쉬운 말로 전달하도록 한다. 아파트에서 자동심장충격기에 잠금장치가 되어있다면 관리실이나 경비실에 인터폰으로 000동 000호로 요청하도록 한다. 아무도 없는 곳이라면 구조자의 휴대전화로 직접 신고 후 휴대전화는 없고 신고할 사람을 바로 찾을 수 있다면 신고하도록 한 후 가슴압박을 시작하도록 한다. 아무도 없는 곳에서 익수·중독 등의 호흡곤란으로 인한 심정지라면 가슴압박과 인공호흡을 30:2로 5주기 2분간 산소화한 후 신고하도록 한다.

살아있다면 가급적 왼쪽 옆으로 눕혀 구토에 대비하고 심정지를 확인했다면 가슴압박을 시작하도록 한다. 두 손을 겹친 손꿈치로 복장뼈 아래 가운데를 5–6 cm 깊이, 분당 100–120회 속도로 손꿈치 접촉은 유지하되 누르거나 떨어지지 않게 하면서 하나·둘·셋,…의 구령을 붙이며 30회 압박하도록 한다. 강하고 빠른 압박을 하되 환자에게 기대지 말고 충분히 이완함으로써 심장에 피를 충만시켜 순환이 잘 이루어지도록 한다. 환자 곁에 무릎 꿇은 구조자의 어깨·팔꿈치·손꿈치를 수직으로 해야 가슴압박이 잘 된다. 실습에서는 정확한 가슴압박 점을 찾고 가슴압박 깊이를 위해 가슴을 노출해야 하지만 현장에서는 현장인·추운 날씨 등 현실적인 문제가 있으므로 옷을 벗기지 않도록 한다.

인공호흡은 실습이나 술기 시험에서는 일회용 감염차단장치(face shield)를 사용하여 입 대 입 방법으로 반드시 실시하되 현장에서는 감염의 우려가 있거나 자신이 없으면 가슴압박만 하도록 한다. 인공호흡은 머리젖히고 턱들어올리기로 기도를 개방한 후 1초 걸쳐 가슴이 살짝 올라올 정도로만 2회 실시하도록 한다. 심정지 환자는 평상시의 30% 환기량이면 충분하고 그 이상의 환기에서는 위 내용물 역류·역류로 인한 기도 폐쇄·흡인과 폐렴·횡격막 상승에 따른 흉강압력 증가로 환기감소·폐포팽창으로 인한 순환감소의 부작용이 있다.

가슴압박과 인공호흡을 30:2로 5주기마다 반복하며 자동심장충격기가 올 때까지, 구급대원이 인계할 때까지, 할 수 있는 사람에게 인계할 때까지, 지쳐서 못할 때까지, 현장이 위험해져서 피하기 전까지, 의사가 사망 선고를 할 때까지, 소생할 때까지 한다. 환자의 반응·호흡·움직임을 살피면서 변화가 있다면 언제든 중단하고 확인하도록 한다.

요청했던 자동심장충격기가 도착하면 가슴압박을 지시하고 자동심장충격기 1번 단추를 눌러 켠 후 안내음성에 따르도록 한다. 두 전극의 안내 그림을 보고 오른쪽 빗장뼈 바로 아래와 왼쪽 겨드랑선 위 젖꼭지선 아래에 붙이도록 한다. 환자의 가슴을 노출하여 땀·물·털을 닦거나 깎아야 하며 이식된 심장박동기를 피해 단단히 대야 전기에너지가 정확히 전달된다. 가슴압박을 중단시키고 환자와 접촉한 사람을 떨어뜨린 후 2번 단추를 눌러 분석하도록 한다. 분석이 자동으로 진행한다면 자동심장충격기의 안내에 따라 가슴압박을 중단시키고 환자와 접촉한 사람을 떨어뜨린 후 3번 단추를 눌러 제세동을 하도록 한다. 바닥이 철·물기 등 도체상태라면 제세동을 피하도록 한다. 첫 제세동 후 환자의 반응·호흡·움직임을 한눈에 살펴 변화가 있다면 확인 후 회복자세를 만들고 변화가 없다면 바로 가슴압박을 시작하도록 한다.

환자 나이·심정지·제세동·회복 등의 상황변화를 주면서 평가표 절차를 활용하여 실습과 시험에 적용한다.

Table 15. Practice on adult cardiopulmonary resuscitation

Adult CPR checklists (8 years old or 25 kg ≤)			
Procedure		Feed-back	Pass
Safety	Identify whether there is danger		
Recognition	Gently shaking the manikin's shoulder & asking 'Are you okay?'		
	Making supine position on hard surface		
Call	Shouting for nearby help & activating the emergency response system		
Check	No breathing or only gasping, unconscious/unresponsive		
Answering the telecommunicator's questions, & following the telecommunicator's instructions			
Compression	At lower half of sternum by heel of 2 hands		
	At least 2 inches no more than 6 cm		
	100 to 120/min		
	Allowing complete recoil between compressions		
	Positioning the shoulder, elbow, & hands vertically		
Sending the second person to retrieve an AED			
Ventilation	Head tilt-chin lift		
	Rescue breaths given over 1 second		
Compression: ventilation	30:2		
Compression interruption	Less than 10 seconds		
Defibrillation	AED started immediately		
	Turning on AED		
	Attachment of AED pads & cables		
	Standing clear & analyzing the rhythm		
	Delvering shock		
	Conducting chest compressions immediately after the 1st shock for 2 minutes		
Recovery	Making recovery position		
	Examining for vomiting & finger sweep		
CPR	Unresponsiveness		

Table 16. Practice on child cardiopulmonary resuscitation

Child CPR checklists (1≤-8 years old)			
Procedure		Feed-back	Pass
Safety	Identify whether there is danger		
Recognition	Gently shaking the manikin's shoulder & asking 'Are you okay?'		
	Making supine position on hard surface		
Call	Shouting for nearby help & activating the emergency response system		
Check	No breathing, unconscious/unresponsive		
Answering the telecommunicator's questions, & following the telecommunicator's instructions			
Compression	At lower half of sternum by heel of 1 or 2 hands		
	At least 1/3 AP depth or about about 5 cm		
	100 to 120/min		
	Allowing complete recoil between compressions		
	Positioning the shoulder, elbow, & hands vertically		
Sending the second person to retrieve an AED			
Ventilation	Slightly head tilt-chin lift		
	Rescue breaths given over 1 second		
Compression: ventilation	30:2		
Compression interruption	Less than 10 seconds		
Defibrillation	AED started immediately		
	Turning on AED		
	Attachment of AED pads & cables		
	Standing clear & analyzing the rhythm		
	Delvering shock		
	Conducting chest compressions immediately after the 1st shock for 2 minutes		
Recovery	Making recovery position		
	Examining for vomiting & finger sweep		
CPR	Unresponsiveness		

Table 17. Practice on infant cardiopulmonary resuscitation

Infant CPR checklists (0-1 years old)			
Procedure		Feed-back	Pass
Safety	Identify whether there is danger		
Recognition	Rubbing strongly on the chest or palm or sole of foot		
	Making supine position on hard surface		
Call	Shouting for nearby help & activating the emergency response system		
Check	No breathing, unconscious/unresponsive		
Answering the telecommunicator's questions, & following the telecommunicator's instructions			
Compression	Just bellow nipple line of sternum by 2 fingers		
	At least 1/3 AP depth or about 4 cm		
	100 to 120/min		
	Allow complete recoil between compressions		
Ventilation	Slightly head tilt-chin lift		
	Rescue breaths given over 1 second		
Compression: ventilation	30:2		
Compression interruption	Less than 10 seconds		
Recovery	Examining for vomiting & finger sweep		
CPR	Unresponsiveness		

2. 기도폐쇄처치술

일반인 성인 소아 기도폐쇄처치 훈련은 현실적이어야 한다. 기도폐쇄 상황을 가정하여 실습 강의와 술기 시험을 운영하면 교실과 현장과의 괴리감을 줄일 수 있다. 아래와 같이 현실성을 부여함으로써 일반인의 자신감을 높여 줄 뿐만 아니라 시행률도 높일 수 있다.

현장 안전을 확인하고 환자에게 접근하도록 한다.

한 손이나 양손으로 목을 감싸고 있는 사람에게 다가가 호흡잡음·호흡음이 들리지 않음, 말못함·창백함·당황함을 확인하도록 한다. '목이 막혔나요?'라고 물어봐서 고개를 끄덕이며 확실한 기도폐쇄이다. 숨소리가 거칠다면 119 신고해 놓고 기도가 더 막히면 처치해 줄 테니 '힘껏 뱉어내세요'라고 격려하도록 한다. 숨소리가 없거나 약하거나 없어지거나 약해지면 119 신고 지시 후 기도폐쇄처치를 시작하도록 한다.

환자에게 기도폐쇄처치를 시작한다고 알려주고 뒤로 가서 다리를 앞뒤로 벌려 서도록 한다. 한 다리는 환자의 엉덩이 사이, 다른 다리는 뒤로 서도록 한다. 두 팔을 환자의 겨드랑이로 넣고 한 주먹의 엄지 쪽을 횡격막 바로 밑인 칼끝돌기 바로 아래에 놓고 다른 손으로 손목을 감싸 빠지지 않도록 한다.

주먹의 엄지 쪽이 윗배에 닿도록 유지하고 1초에 1번 5회 하나·둘·셋,...의 구령을 하면서 순간적으로 밀쳐 올리도록 한다. 5회마다 반복하며 구급대원이 인계할 때까지, 할 수 있는 사람에게 인계할 때까지, 지쳐서 못할 때까지, 현장이 위험해져서 피하기 전까지, 의식을 잃을 때까지, 회복할 때까지 하도록 한다.

환자의 몸이 늘어진다면 그대로 물러나면서 바로 눕혀 입안확인 후 이물이 보인다면 보면서 손가락 청소를 서도록 한다. 2회 구조호흡 후 가슴압박과 인공호흡을 시작하도록 한다. 1-2분마다 혹은 5주기마다 입안확인 후 이물이 보인다면 이물을 보면서 손가락 청소를 서도록 한다. 현장에서 이물제거나 인공호흡은 구조자의 안전과 숙련정도에 따라 생략 가능하지만 훈련에 포함한다.

환자 나이·기도폐쇄·회복·심정지·제세동 등의 상황변화를 주면서 평가표 절차를 활용하여 실습과 시험에 적용한다.

Table 18. Practice on relief of adult & child chocking

Adult & child chocking checklists			
Procedure		Feed-back	Pass
Safety	Identify whether there is danger		
Recognition	Look for v-neck sign, silent cough, cyanosis, inability to speak or breathe		
	Ask ‘Are you chocking?’		
	Listen to breathing sound either silent or hoarse		
	When hoarse sound, encourage patient		
	When silent sound, prepare abdominal thrust		
Call	Have someone call 119 for help and call for AED		
Abdominal thrust	Make fist and place thumb side against middle of patient’s abdomen just below sternum		
	Grasp fist with free hand, deliver separate rapid inward & upward thrust		
	5 thrusts over at 1 second/thrust		
CPR & Defibrillation	Becomes unconscious		
Finger sweep	Do not blind sweep		
	Every 1-2 minutes or 5 cycles of CPR		

Table 19. Practice on relief of infant chocking

<table>
<tr><th colspan="4">Infant chocking checklists</th></tr>
<tr><th colspan="2">Procedure</th><th>Feed-back</th><th>Pass</th></tr>
<tr><td>Safety</td><td>Identify whether there is danger</td><td></td><td></td></tr>
<tr><td rowspan="2">Recognition</td><td>Look for silent cough, cyanosis, inability to breathe</td><td></td><td></td></tr>
<tr><td>When alive but chocking signs, prepare back blows</td><td></td><td></td></tr>
<tr><td>Call</td><td>Have someone call 119 for help and call for AED</td><td></td><td></td></tr>
<tr><td rowspan="4">Back blows & abdominal thrust</td><td>Support patient's jaw & chest on forearm, patient's head lower than chest</td><td></td><td></td></tr>
<tr><td>Deliver separate rapid 5 sharp blows to area between shoulder blades by heel of free hand</td><td></td><td></td></tr>
<tr><td>Chest thrust on just bellow nipple line of sternum by 2 fingers</td><td></td><td></td></tr>
<tr><td>5 thrusts over at 1 second/thrust</td><td></td><td></td></tr>
<tr><td>CPR</td><td>Becomes unconscious</td><td></td><td></td></tr>
<tr><td rowspan="2">Finger sweep</td><td>Do not blind sweep</td><td></td><td></td></tr>
<tr><td>Every 2 minutes or 5 cycles of CPR</td><td></td><td></td></tr>
</table>

과제

- 일반인 기본심폐소생술을 평가할 때의 환류방법을 정리해보자.
- 일반인 기본심폐소생술에서 중점을 두고 환류해야 할 내용을 정리해보자.

Ⅶ 훈련 주기

심폐소생술 자격 갱신(re-certification)은 일반적으로 2년을 주기로 하지만 훈련 후 지식과 술기 능력(knowledge&performance)은 빠르게 떨어져 3-12개월이 지나면 쇠퇴한다. 심폐소생술 능력의 유지(CPR retention)를 위해 자격취득 후 3-6개월마다 훈련을 하여 술기 능력을 유지하며 간단하지만 잦은 재훈련으로 가슴압박 능력을 향상하고 제세동 시간을 줄이는 효과를 얻는다. 하지만 기본심폐소생술 자격 갱신에서 적당한 훈련방법과 시기에 대한 명확한 기준의 적용은 하지 않고 있다. 자주 훈련한 경우에 술기와 자신감이 개선되고 있으므로 기본심폐소생술을 제공할 가능성이 있는 사람들에게는 스스로 학습하거나 자주 훈련하도록 권장하고 있다.

기본심폐소생술 술기 능력의 유지를 위한 최적의 기전은 알려지지 않아서 필요할 때마다 보완하도록 하고 있으나 보완을 위한 최적의 시기와 방법은 일부 밝혀졌다. 반복 동영상 훈련이 수강생의 지식·술기·태도를 향상시키는 것으로 확인되었고 태도교육도 수강생의 의지에 긍정적인 영향을 미치고 있는 것으로 확인되었다. 기본심폐소생술을 제공하고자 하는 의지를 심어주는 태도교육이 훈련 효과를 높이고 있는 것으로 나타났으므로 태도교육이 쇠퇴 기간도 지연시킬 수 있다. 하지만 기본심폐소생술의 쇠퇴를 지연시키는 훈련방법·평가방법·훈련 주기·재훈련방법 등을 적용하는 경우는 드물다.

훈련 전의 지식 자가평가 점수와 비교하여 훈련 직후·3·6·9개월의 점수에서 차이가 있었다. 지식은 훈련 후 적어도 9개월 동안 유지되었다. 훈련 전의 술기 자가평가 점수와 비교하여 훈련 직후·3·6·9개월의 점수에서 차이가 있었다. 술기도 훈련 후 적어도 9개월 동안 유지되었다. 기본심폐소생술 훈련에 태도교육을 추가하여 지식·술기를 적어도 9개월 동안 유지한 것이다. 즉 훈련 전과 비교하여 높아진 지식과 술기 점수는 훈련 후 꾸준히 유지되었다. 시간이 지나면서 지식과 술기 점수가 조금 낮아졌으나 9개월까지 어느 정도 유지되어 12개월까지도 유지되었을 수 있다. 훈련 후 지식과 술기 능력이 3–6개월이 지나면 쇠퇴한다고 알려져 있어 유지 기간이 상당한 경우였다.

Table 20. Comparisons of self-assessed scores over time intervals

M(SE)

Domain	Self-assessed score					F	p
	Before	After	3 months later	6 months later	9 months later		
Knowledge	2.70 (0.047)	3.61 (0.048)	3.73 (0.042)	3.48 (0.042)	3.52 (0.046)	115.8	.000
Performance	2.46 (0.060)	3.45 (0.052)	3.48 (0.047)	3.31 (0.045)	3.28 (0.050)	86.4	.000

by Likert scale 1, not at all; 2, not really; 3, undecided; 4, somewhat; 5, very much.
Comparison of knowledge and performance after cardiopulmonary resuscitation training at 3, 6, 9 months, 2019.

일부 연구를 통해 장애요인들이 이미 밝혀졌고 태도교육으로 장애요인(barrier variables)을 줄여 의지요인(willingness variables)을 강화한 연구도 있었으나 이 연구에서는 30분간의 태도교육을 추가하여 지식·술기를 상당 기간 유지함으로써 훈련주기를 연장할 수 있게 되었을 뿐만 아니라 시행률 개선에도 긍정적인 영향을 미칠 것으로 보인다. 따라서 기본심폐소생술 훈련에 의지를 강화하는 태도교육을 포함해야 한다. 병원 의료진을 대상으로 시행한 지속적인 훈련(continuous training)으로 지식·술기를 유지한 연구처럼 적절한 주기에 따른 훈련을 통해 효과를 높일 수도 있다.

대학생을 대상으로 태도교육을 일부 시행한 군의 시행 의사가 늘었던 점에 비춰 보면 태도교육이 유지 기간에도 긍정적 영향을 미쳤다. 하지만 다른 연구와 비교하여 상대적으로 길었던 90분의 훈련시간이 유지 기간에 영향을 미쳤을 수 있는데 이것은 최근의 짧게 자주하는 재훈련(short, frequent retraining sessions)의 방법과 다르므로 90분의 훈련시간 및 간격을 줄일 필요가 있다. 일반인과 비교하여 학습능력이 상대적으로 우수한 보건계 전공 대학생을 대상으로 한 연구였기 때문에 유지 기간이 늘었을 가능성도 있다.

자가평가 리커트 척도로 유지 기간을 9개월 이상으로 확인했으므로 추후 연구에서는 이론시험에 의한 지식 점수·실기시험에 의한 술기 점수를 자료로 활용하여 유지 기간을 객관적으로 조사해야 한다. 무엇보다도 태도교육을 시행하지 않은 대조군(control group)과의 비교 연구가 아니었기 때문에 무작위 비교연구(randomized controlled trials)로 태도교육의 효과를 확인해야 한다. 이 연구는 30:2 심폐소생술(conventional CPR)로 훈련했으나 단순화한 가슴압박 심폐소생술(compression-only CPR) 훈련이 지식·술기의 유지 기간을 늘리는지에 대한 연구도 필요하다.

과제

- 일반인 기본심폐소생술 교육의 훈련주기를 조사해보자.
- 일반인 기본심폐소생술의 훈련주기를 늘리는 방안을 조사해보자.
- 일반인 기본심폐소생술 교육을 하는 곳을 찾아보고 훈련방법을 조사해보자.

Ⅷ 덧붙임

일반인 기본심폐소생술 교육에 대한 체계적 검토를 통해 기본심폐소생술 교육안을 아래와 같이 마련했다. 10분 비대면(on-line) 및 50분 대면(off-line) 교육의 적용을 통해 기본심폐소생술 교육의 효율화를 기하도록 한다. 기도폐쇄처치를 포함하거나 영아 기본심폐소생술을 추가한다면 교육시간을 늘릴 필요가 있다.

Adult & child cardiopulmonary resuscitation training guidelines for citizen

On-line	Base	Protocol
	Video	5 min
	Willingness (attitude)	2 min
	CPR & AED (skills with music)	3 min
	Views	At least 2 times
	Length	10 min
Off-line	Base	Scenario
	Manikin	Every trainee
	AED	Every 4 trainees
	Feedback manikin practice (practicality)	40 min
	Checklists assessment (feedback)	2 times
	Length	50 min
Booster session		Weekly or monthly
Training intervals		Less than 3-6 months

비대면 동영상 교육에서는 지침에 따른 정형화된 내용을 반복 숙달시키고 대면 교육에서는 다양한 심정지 상황에 따른 적용 실습을 한다. 시나리오는 아래 요소를 조합하여 제시하며 실습생의 현장 상황과 유사하게 교안을 마련하여 진행하도록 한다.

시나리오 대면 실습을 위한 심정지 상황

나이	성인 소아 영아
장소	병원밖 병원
위치	바닥 침상
기도	개방 폐쇄
평가	무맥 무호흡 무호흡
병인	심정지 호흡정지
감염	우려 비우려
제공자 수준	일반인 응급의료종사자
제공자 수	1인 2인
제세동기	성인용 자동 소아 겸용 자동
신고	call fast call first

예시 1. 대면 실습 강의안

팀 명	ICU	날짜	2020년 5월 15일
팀 원	1급응급구조사 고소생		
문제명	중환자실 여학생 심정지		

학습 목표	수정된 학습목표
– 성인 기본심폐소생술 및 제세동의 실시 – 심폐소생술 적용증의 확인 – 침상에서의 적용 – 2인 제공방법	– 병원 응급의료종사자 기준의 소아 기본심폐소생술 및 제세동의 실시 – 심실세동 후 경동맥 및 호흡의 확인 – 침상에서 반척추보호대의 활용 – 15:2 2인 제공 및 삽관 후 환기방법

상황	이론	적용
1급응급구조사로서 종합병원 중환자실 근무 중 여학생 환자의 모니터에서 경고음이 울려 확인하니 심실빈맥이 확인되었다. 기본심폐소생술을 시작해야 할 상황이었다.	심폐소생술 적용증, 병원의 응급의료종사자 기준의 대상 나이 및 2인 제공, 침상 적용, 제세동	담당의 호출 및 삽관, 제세동 준비 요청, 무반응, 경동맥 무맥 및 무호흡의 10초 이내 확인, 침상과 환자등 사이에 반척추보호대 삽입, 2차 성징(가슴) 확인 후 소아 심폐소생술, 가슴압박 및 양압환기 15:2 2인 제공(1–2분마다 교대), 삽관 후 압박 비동조로 매 6초 환기, 소아용 제세동 에너지 선택(2–4 J/kg), 제세동 즉시 가슴압박을 시작으로 2분간 심폐소생술

예시 2. 대면 실습 강의안

팀 명	인명구조대	날짜	2020년 5월 15일
팀 원	응급구조학과 아르바이트 학생		
문제명	수영장 어린이 익사		

학습 목표	수정된 학습목표
– 소아 기본심폐소생술 – 심폐소생술 적용증의 확인	– 수중 심폐소생술 – 나이 및 몸무게 기준 – 호흡정지 환자의 인공호흡 제공 – 회복자세의 유지

상황	이론	적용
응급구조학과 학생으로 수영장 인명구조대원으로 아르바이트 중에 어린이 익수자를 발견하여 확인하니 무반응, 무호흡이었다. 물 밖으로 구조하며 기본심폐소생술을 시작해야 할 상황이었다. 처치 중 기침을 했다.	심폐소생술 적용증, 일반인 소아 기본심폐소생술, 회복자세	신고 및 제세동기 요청, 수중 인공호흡, 25 kg 이상 성인 기본심폐소생술, 가슴압박 및 인공호흡 30:2, 처치 중 반응확인 및 좌측위, 지속적 반응확인 및 손가락 청소

응급구조사 선서

나는 응급구조사로서 모든 사람이 생명의 존엄과 가치를 지키며 건강하고 안전한 삶을 누릴 수 있는 사회를 만들기 위하여 아래와 같이 다짐한다.

하나, 응급의료가 필요한 사람을 위하여 응급의료제공자이자 권익옹호자로서 주어진 역할과 책임을 다한다.

하나, 언제 어디서나 양질의 응급의료서비스를 제공할 수 있도록 전문지식과 술기를 배양하고 발전시킨다.

하나, 개인의 인권을 존중하며 의학적 근거와 사회적 합의에 의한 윤리규범을 준수하여 판단하고 행동한다.

하나, 모든 사람이 응급 상황에 능동적으로 대응하고 안전한 사회 환경을 조성할 수 있도록 교육 활동에 앞장선다.

하나, 동료 및 다른 보건의료전문가들과 상호 신뢰를 바탕으로 협력하며 응급의료서비스체계의 발전에 창의적으로 이바지한다.

응급구조사 윤리강령

응급구조사는 응급환자가 발생한 현장, 이송중, 의료기관 등에서 응급의료 업무를 수행하는 전문직업인이다. 이에 따라 대한응급구조사협회는 고도의 전문성과 도덕성을 바탕으로 건강하고 안전한 사회를 만드는데 앞장서며 응급의료서비스체계의 중추적 역할을 수행하기 위하여 응급구조사 윤리강령을 제정한다.

(1) 응급구조사는 모든 사람이 스스로 존엄과 가치를 존중받고 행복 추구권을 보장받도록 하기 위하여 언제 어디서나 적절한 응급의료를 제공한다.

(2) 응급구조사는 응급의료가 필요한 사람과 그 보호자의 합리적 결정을 위해 필요한 정보를 알기 쉽게 전달하여 알 권리를 보장하고 자기결정권을 존중한다.

(3) 응급구조사는 응급의료가 필요한 사람과 그 보호자의 판단에 따른 합리적 요구를 존중하지만 불합리하고 비윤리적인 요구에 대해서는 설득하거나 거절한다.

(4) 응급구조사는 적절한 환자평가와 응급처치를 통해 응급환자가 조기에 회복할 수 있도록 의료환경에 부합하는 수준에서 최선의 응급의료를 시행한다.

(5) 응급구조사는 응급의료가 필요한 사람과 그 보호자의 사생활을 존중하고 알게 된 모든 사실에 대해 비밀을 유지하며 관련 규정에 따라 필요한 정보를 공유한다.

(6) 응급구조사는 모든 형태의 범죄와 학대, 방임, 유기의 가능성에 대해 주의를 기울이고 피해를 방지하기 위하여 격리, 보고, 신고 등의 필요한 조치를 한다.

(7) 응급구조사는 다른 보건의료종사자와 협력하여 현장 응급의료 활동과 병원 진료활동이 회복 및 재활 등과 연계될 수 있도록 노력한다.

(8) 응급구조사는 응급환자나 재난으로 인한 사상자에 대하여 의학적 판단에 따른 응급의료를 제공하되, 응급환자가 아닌 자에 대해서도 적절한 도움을 제공한다.

(9) 응급구조사는 응급처치의 적절성을 높여 응급환자의 생존율을 개선시키고 예방활동, 안전강화, 응급처치교육 등을 통해 사회안전망 구축에 기여한다.

(10) 응급구조사는 응급의료체계의 개선을 위하여 노력하며 첨단 의료환경과 정보통신사회에 능동적으로 대응할 수 있도록 전문성을 강화한다.

주요 관련 문헌

- 국회, 선한 사마리아인 법 제정을 위한 공청회, 2005.
- 강상조, 체육연구방법(제7판), 도서출판 21세기교육사, 2006.
- 보건복지부, 응급구조사 업무지침, 2007.
- 소방방재청, 병원전 응급의료체계 구축에 관한 연구, 2007.
- 소방방재청, 119구급활동 통계의 체계적 관리와 활용방안, 2011.
- 보건복지부, 구급차 관리·운용 지침(제3판), 2011.
- 소방방재청, 119구급대원 현장응급처치 표준지침, 2011.
- 한국보건의료인국가시험원, 응급구조사 2차 직무분석 연구, 2013.
- 보건복지부, 서울대학교 의료관리학연구소, 예방가능한 외상 사망률 평가: 조사방법론 개발 및 평가, 2015.
- 보건복지부, 2018-2022년 응급의료 기본계획(안), 2018.
- 중앙응급의료센터, 2018 응급의료통계연보, 2019.
- 엄태환, 응급의료 통신체계의 발전방안 연구, 한국응급구조학회지, 1999.
- 엄태환, 응급통신관리자 양성을 위한 교재개발 방안연구, 한국응급구조학회지, 2001.
- 엄태환, 경기도 소방재난본부에 소속된 두 구급대의 출동수요 분석, 한국응급구조학회지, 2002.
- 엄태환, 1급응급구조사의 수급에 관한 연구- 응급의료에 관한 법률을 중심으로, 한국응급구조학회지, 2003.
- 엄태환, 응급의료정보센터의 응급통신관리교육 요구도 분석, 한국응급구조학회지, 2004.
- 엄태환, 일부 구급대의 응급처치활동 분석- 구급활동일지를 중심으로, 한국응급구조학회지, 2005.
- 엄태환 등, 배출상수를 이용한 응급구조사 수급전망, 한국응급구조학회지, 2007.
- 엄태환, 병원전 의료지도 개선방안, 한국응급구조학회지, 2007.
- 엄태환 등, 소방 구급활동에 필요한 지도의사와 1급응급구조사의 수는?, 한국응급구조학회지, 2008.
- 엄태환 등, 신고 시간대에 따른 출동거리와 현장도착 시간 간의 상관 관계, 한국응급구조학회지, 2010.
- 엄태환 등, 심폐소생술 방법 변화에 따른 quality 비교, 한국응급구조학회지, 2010.
- 엄태환 등, 성인 심폐소생술 술기 점수 비교: 레어달 애니 스킬리포터 대 액타 911 마네킹, 한국응급구조학회지, 2011.

- 엄태환 등, 의사결정나무분석에 의한 스포츠 레저활동 심정지군과 자발순환 회복군의 비교, 한국응급구조학회지, 2011.
- 엄태환 등, 1급응급구조사 자격 유무와 응급처치 빈도 간의 상관 관계무료, 한국웰니스학회지, 2011.
- 엄태환 등, 스포츠 레저활동 심정지 환자들의 병원전 심폐소생술 결과, 한국웰니스학회지, 2011.
- 엄태환 등, 임상 1급응급구조사의 특성과 업무범위 간의 상관관계, 한국산학기술학회논문지, 2012.
- 엄태환 등, 데이컴 기법에 의한 1급응급구조사 직무분석, 한국응급구조학회지, 2013.
- 엄태환 등, 유치원 교사의 심폐소생술 실시 의향에 영향을 주는 요인, 한국응급구조학회지, 2015.
- 엄태환 등, 응급구조사 선서 및 윤리강령의 제안, 한국응급구조학회지, 한국응급구조학회지, 2017.
- 엄태환 등, 1급응급구조사 명칭개선을 위한 사전연구, 한국웰니스학회지, 2018.
- 엄태환 등, 구급대 환자이송과 반응시간의 평가, 한국응급구조학회지, 2018.
- 엄태환 등, 구급대 적정 출동량 사전 조사, 한국웰니스학회지, 2020.

- T.H. Uhm, et al., Correlation between physical features of elementary school children and chest compression depth, Hong Kong Journal of Emergency Medicine, 2010.
- T.H. Uhm, et al., Survival to admission after out-of-hospital cardiac arrest in Seoul, South Korea, Open Access Emergency Medicine, 2014.
- T.H. Uhm, et al., Comparison of willingness to perform cardiopulmonary resuscitation between video self-instruction and conventional method, Indian Journal of Science&Technology, 2016.
- T.H. Uhm, et al., Effect of attitude education to perform cardiopulmonary resuscitation, Journal of Engineering and Applied Sciences, 2017.
- T.H. Uhm, et al., Effectiveness of 5, 10, 15-min video self-instruction in cardiopulmonary resuscitation training, Research Journal of Pharmacy and Technology, 2018.
- T.H. Uhm, et al., Comparison of knowledge and performance after cardiopulmonary resuscitation training at 3, 6, 9 months, Indian Journal of Public Health Research&Development, 2019.
- T.H. Uhm, et al., Delivery time of automated external defibrillators at apartment houses, International Journal of Psychosocial Rehabilitation, 2020.
- C.J. Stewart, et al., Interviewing: Principles and Practices(4th ed), WM. C. Brown Company Publishers, 1977.
- M.S. Eisenberg, Who Shall Live? Who Shall Die? Sudden Cardiac Death in the Community, Praeger Publishing, 1984.

·W. Robert(editor), Trauma Care Systems: A Guide to Planning, Implementation, Operation, and Evaluation, Aspen Publishers, Inc., 1986.

·M. Walton, The Deming Management Method, Penguin Putnam, Inc., 1986.

·D.M. Berwick, et al., Curing Health Care, Jossey–Bass Inc., 1990.

·D.R. Crebs, et al., When Violence Erupts a Survival Guide for Emergency Responders, Moby Company, 1990.

·J. Mitchell, et al., Emergency Services Stress, Prentice Hall, Inc., 1990.

·A.E. Kuehl(editor), Prehospital Systems & Medical Oversight(2nd ed), Moby Lifeline, 1993.

·S.B. Steele, Emergency Dispatching A Medical Communicator's Guide, Prentice Hall, 1993.

·E. Davis(editor), Quality Management in Prehospital Care: By the National Association of EMS Physicians, Mosby Lifeline, 1993.

·M.J. Asken, Psycheresponse Psychological Skills for Optimal Performance by Emergency Responders, Prentice Hall, 1993.

·G. Bosker, et al., The 60 Second EMT(2nd ed), Mosby–Year Book, Inc., 1995.

·P.B. Crosby, Quality Without Tears: The Art of Hassele–Free Management, McGraw–Hill, 1995.

·D.A. Watkins, Prehospital Service not Emergency Medical Service, Journal of Emergency Medicine, 1997.

·M.F. O'Keefe, et al., Brady Emergency Care(8th ed), Prentice–Hall, Inc., 1998.

·D. Chamberlain, et al., Recommended guidelines for uniform reporting of data from out–of–hospital cardiac arrest: The 'Utstein style': Prepared by a Task Force of Representatives from the European Resuscitation Council, American Heart Association, Heart and Stroke Foundation of Canada, Australian Resuscitation Council, Resuscitation, 1991.

·M.P. Larsen, et al., Predicting survival from out–of–hospital cardiac arrest: A graphic model, Annals of Emergency Medicine, 1993.

·M.L. Weisfeldt, et al., Public access defibrillation. A statement for healthcare professionals from the American Heart Association Task Force on automatic external defibrillation, Circulation, 1995.

·E.J. MacKenzie, Review of evidence regarding trauma system effectiveness resulting from panel studies, Journal of trauma, 1999.

·Å. Axelsson, et al., Attitude of trained Swedish lay rescuers toward CPR performance in an emergency. A survey of 1012 recently trained CPR rescuers, Resuscitation, 2000.

·K. Shibata, et al., Obstacles to bystander cardiopulmonary resuscitation in Japan, Resuscitation, 2000.

·G.A. Jelinek, et al., Community attitudes towards performing cardiopulmonary resuscitation in Western Australia, Resuscitation, 2001.

- D. Chamberlain, et al., Trials of teaching methods in basic life support(3): Comparison of simulated CPR performance after first training and at 6 months, with a note on the value of re-training, Resuscitation, 2002.
- T.C. Johnston, et al., Factors influencing Queenslanders' willingness to perform bystander cardiopulmonary resuscitation, Resuscitation, 2003.
- A. Smith, et al., Trials of teaching methods in basic life support (4): comparison of simulated CPR performance at unannounced home testing after conventional or staged training, Resuscitation, 2004.
- B. Lynch, et al., Effectiveness of a 30-min CPR self-instruction program for lay responders: A controlled randomized study, Resuscitation, 2005.
- R. Swor, et al., CPR Training and CPR performance: Do CPR-trained bystanders perform CPR? Academic Emergency Medicine, 2006.
- M. Woollard, et al., Optimal refresher training intervals for AED and CPR skills: A randomized controlled trial, Resuscitation, 2006.
- L.P. Roppolo, et al., Prospective, randomized trial of the effectiveness and retention of 30-min layperson training for cardiopulmonary resuscitation and automated external defibrillators: The American Airlines Study, Resuscitation, 2007.
- L. Eric, et al., Retention of CPR skills learned in a traditional AHA Heartsaver course versus 30-min video self-training: A controlled randomized study, Resuscitation, 2007.
- B.B. Spooner, et al., An evaluation of objective feedback in basic life support(BLS) training, Resuscitation, 2007.
- R.M. Sutton, et al., The voice advisory manikin(VAM): An innovative approach to pediatric lay provider basic life support skill education, Resuscitation, 2007.
- J.H. Oh, et al., Effects of audio tone guidance on performance of CPR in simulated cardiac arrest with an advanced airway, Resuscitation, 2008.
- C.J. Dine, et al., Improving cardiopulmonary resuscitation quality and resuscitation training by combining audiovisual feedback and debriefing, Critical Care Medicine, 2008.
- D.L. Isbye, et al., Voice advisory manikin versus instructor facilitated training in cardiopulmonary resuscitation, Resuscitation, 2008.
- V. Frkovic et al., A brief reeducation in cardiopulmonary resuscitation after six months—the benefit from timely repetition, Signa Vitae, 2008.
- C.B. Kromann, et al., The effect of testing on skills learning, Medical Education, 2009.
- L. Rawlins, et al., Effect of listening to Nellie the Elephant during CPR training on performance of chest compressions by lay people: Randomized crossover trial, British Medical Journal, 2009.
- C.B. Kromann, et al., The effect of testing on skills learning, Medical Education, 2009.

·G.C. Cho, et al., The effect of basic life support education on laypersons' willingness in performing bystander hands only cardiopulmonary resuscitation, Resuscitation, 2010.
·C. Sasson, et al., Predictors of survival from out-of-hospital cardiac arrest: A systematic review and meta-analysis, Circulation: Cardiovascular Quality and Outcomes, 2010.
·T. Kitamura, et al., A nationwide public-access defibrillation in Japan, New England Journal of Medicine, 2010.
·M.L. Weisfeldt, et al., Survival after application of automatic external defibrillators before arrival of the emergency medical system: Evaluation in the resuscitation outcomes consortium population of 21 million, Journal of the American College of Cardiology, 2010.
·R.A. Berg, et al., Part 5: Adult Basic Life Support: 2010 American Heart Association Guidelines, Circulation, 2010.
·M.D. Berg, et al., Part 13: Pediatric Basic Life Support: 2010 American Heart Association Guidelines for Cardiopulmonary Resuscitation and Emergency Cardiovascular Care, Circulation, 2010.
·F. Bhanji, et al., Part 16: Education, Implementation, and Teams: 2010 American Heart Association Guidelines for Cardiopulmonary Resuscitation and Emergency Cardiovascular Care, Circulation, 2010.
·B.J. Bobrow, et al., The Effectiveness of ultrabrief and brief educational videos for training lay responders in hands-only cardiopulmonary resuscitation Implications for the future of citizen cardiopulmonary resuscitation training, Circulation: Cardiovascular Quality and Outcomes, 2011.
·J.Y. Ahn, et al., Effect of a reminder video using a mobile phone on the retention of CPR and AED skills in lay responders, Resuscitation, 2011.
·M. Skorning, et al., External chest compressions using a mechanical feedback device: Cross-over simulation study, Anaesthesist, 2011.
·M. Woollard , et al., Achy breaky makey wakey heart? A randomized crossover trial of musical prompts, Emergency Medicine Journal, 2012.
·O.O. Adekola,et al., How much do we remember after CPR training? Experience from a Sub-Saharan teaching hospital, Analgesia&Resuscitation: Current Research, 2013.
·M.E. Kleinman, et al., Part 5: Adult Life Support and Cardiopulmonary Resuscitation Quality: 2015 American Heart Association Guidelines Update for Cardiopulmonary Resuscitation and Emergency Cardiovascular Care, Circulation, 2015.
·F. Bhanji, et al., Part 14: Education: 2015 American Heart Association Guidelines Update for Cardiopulmonary Resuscitation and Emergency Cardiovascular Care, Circulation, 2015.
·T. Assadi, et al., The comparison between two methods of basic life support instruction: Video self-instruction versus traditional method, Hong Kong Journal of Emergency Medicine, 2015.

- D.J. Ikeda, et al., Dissemination of CPR video self−instruction materials to secondary trainees: Results from a hospital−based CPR education trial, Resuscitation, 2016.
- M.J. Holmberg, et al., Bystander automated external defibrillator use and clinical outcomes after out−of−hospital cardiac arrest: A systematic review and meta−analysis, Resuscitation, 2017.
- H. Hsiao, et al., Preventing emergency vehicle crashes: status and challenges of human factors issues, Human Factors, 2018.
- D.P. Bui, et al., Interventions and controls to prevent emergency service vehicle incidents: A mixed methods review, Accident Analysis and Prevention, 2018.
- M. Riggs, et al., Associations between cardiopulmonary resuscitation(CPR) knowledge, self−efficacy, training history and willingness to perform CPR and CPR psychomotor skills: A systematic review, Resuscitation, 2019.
- R.P. Ashish, et al., Part 3: Adult Basic and Advanced Life Support: 2020 American Heart Association Guidelines for Cardiopulmonary Resuscitation and Emergency Cardiovascular Care, Circulation, 2020.
- A.A. Topjian, et al., Part 4: Pediatric Basic and Advanced Life Support: 2020 American Heart Association Guidelines for Cardiopulmonary Resuscitation and Emergency Cardiovascular Care, Circulation, 2020.
- A. Cheng, et al., Part 6: Resuscitation Education Science: 2020 American Heart Association Guidelines for Cardiopulmonary Resuscitation and Emergency Cardiovascular Care, Circulation, 2020.
- K.M. Berg, et al., Part 7: Systems of Care: 2020 American Heart Association Guidelines for Cardiopulmonary Resuscitation and Emergency Cardiovascular Care, Circulation, 2020.

엄태환

emtec@eulji.ac.kr

을지대학교 응급구조학과 교수
한국응급구조학회 회장 역임

- Correlation between physical features of elementary school children and chest compression depth, Hong Kong Journal of Emergency Medicine, 2010. 7
- Survival to admission after out-of-hospital cardiac arrest in Seoul, South Korea, Open Access Emergency Medicine, 2014. 9
- Comparison of willingness to perform cardiopulmonary resuscitation between video self-instruction and conventional method, Indian Journal of Science & Technology, 2016. 10
- Effect of attitude education to perform cardiopulmonary resuscitation, Journal of Engineering and Applied Sciences, 2017. 12
- Effectiveness of 5, 10, 15-min video self-instruction in cardiopulmonary resuscitation training, Research Journal of Pharmacy and Technology, 2018. 2
- Factors affecting delivery time of public access defibrillator at apartment houses, Indian Journal of Public Health Research & Development, 2018. 9
- Comparison of knowledge and performance after cardiopulmonary resuscitation training at 3, 6, 9 months, Indian Journal of Public Health Research & Development, 2019. 11
- Study on automatic external defibrillators deployed at general supermarkets, Journal of Distribution Science, 2019. 12
- Delivery time of automated external defibrillators at apartment houses, International Journal of Psychosocial Rehabilitation, 2020. 3
- Effects of standard and half-kneeling cardiopulmonary resuscitation, International Journal of Psychosocial Rehabilitation, 2020. 3
- How many automatic external defibrillators do South Korean golf courses need?, Journal of Distribution Science, 2020. 4

응급의료서비스체계와 기본심폐소생술 교육

2021년 3월 1일 초판 발행

저 자 엄 태 환
발행인 윤 진 영
발행처 도서출판 대학서림

(03076) 서울시 종로구 혜화로 2길 8
전 화_ 02) 763-1220, 744-2812
팩 스_ 02) 744-1210
번 호_ 제1-88호

정 가 13,000원

ISBN 978-89-6940-252-3 93510
www.daihaks.com